皮肤病中药内用制剂

宋兆友　主编

中国中医药出版社
·北　京·

图书在版编目（CIP）数据

皮肤病中药内用制剂/宋兆友主编 . —北京：中国中医药出版社，2015.8（2020.10重印）
ISBN 978 - 7 - 5132 - 2676 - 9

Ⅰ.①皮…　Ⅱ.①宋…　Ⅲ.①皮肤病 – 内服药 – 中药制剂学
Ⅳ.①R287.6 ②R283

中国版本图书馆 CIP 数据核字（2015）第 159610 号

中国中医药出版社出版
北京经济技术开发区科创十三街 31 号院二区 8 号楼
邮政编码　100176
传真　010 64405750
廊坊市祥丰印刷有限公司印刷
各地新华书店经销

*

开本 710×1000　1/16　印张 11.75　彩插 0.5　字数 181 千字
2015 年 8 月第 1 版　2020 年 10 月第 3 次印刷
书　号　ISBN 978 - 7 - 5132 - 2676 - 9

*

定价　39.00 元
网址　www. cptcm. com

如有印装质量问题请与本社出版部调换（010–64405510）
版权专有　侵权必究
社长热线　010 64405720
购书热线　010 64065415　010 64065413
微信服务号　zgzyycbs
书店网址　csln. net／qksd／
官方微博　http：／／e. weibo. com／cptcm
淘宝天猫网址　http：／／zgzyycbs. tmall. com

《皮肤病中药内用制剂》

编　委　会

作 者 简 介

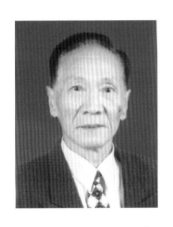

宋兆友，男，中共党员，1936年10月出生，安徽省全椒县古河镇人。

1961年毕业于安徽医学院，五十多年来一直在皮肤性病科临床、教学和科研岗位上工作，尤其对皮肤病的中西医结合工作有深入的探研。现任东南大学附属蚌埠市中心医院皮肤病研究所教授、主任医师，《皮肤病与性病》等杂志编委及顾问。曾任中华医学会安徽分会皮肤科学会副主任等职务。出版医学专著十余部，发表论文、译文200余篇。专业精良，学风严谨，在三甲公立医院半个多世纪的工作中，擅长治疗皮肤病疑难杂症，深受患者及业界赞誉，为我国知名皮肤病学专家。多次被评为省、市劳模，多次荣获国家、省、市嘉奖，为我国皮肤科临床事业做出了重要的贡献。

内 容 提 要

　　本书是以古籍经典及新中国成立后我国防治皮肤病的中药内用制剂为基础，结合笔者五十多年的医教研经验编写的一本专著。全书共分三篇：第一篇基础篇，论述了皮肤病中药内用制剂的概况、剂型、药物、药理及用法；第二篇制剂篇，按新研制剂、民间制剂、美容制剂、成药制剂及专病制剂分类，论述了皮肤病中药内用制剂的配方、制法、功效主治、用法；第三篇进展篇，阐述了皮肤病内治路线图、门诊常用内用处方秘诀、皮肤病"三常三美三重"的证治等。

　　本书博采精方，内容翔实，特色突出，关注创新，是基层皮肤科医生及药剂工作者的重要参考书。

前　言

——回望医方，开创伟业

　　知识海洋勤是岸，科学高峰志为梯。中医中药从原始社会开始，经过历代医家的不断探索，形成今天的中药制剂学。

　　回望医史，成果辉煌。新中国成立以来，特别是改革开放以来，内用制剂医方精集。本书收集医典经方、名家用方、民间验方等制剂共371首，按新研制剂、民间制剂、美容制剂、成药制剂及专病制剂分类整理。希望读者通过基础方、代表方、常用方及民间验方的学习，达到"医之成，悟也；方之精，变也"的目的，并在临床及学习中提高辨证立法、处方用药的能力，更好地为患者服务。

　　本书制剂博采众长，精选经典名方，特色鲜明，特点是整体观点、辨证论治；优势是组方科学、疗效独特；优点是疗法多样、简便廉验。认真精选，名方群集，杏园仁医，为了除疾。

　　奇石尽含千古秀，小花常占四时春。皮肤病内用制剂虽方小繁多，但各有特色，各有侧重，各有奇效。这些制剂不仅是辨证论治及中西医结合的具体体现，也是我国医务工作者集体智慧的结晶，更是治疗皮肤病的一种重要用药。

　　精方名药，赏析创新。本书可供临床医生、科研人员、药剂师、院校师生参考阅读。为发展中华医学，献出一粒制剂种子，让皮肤病内用制剂花开满园，造福人民。

　　借此机会对中国中医药出版社编审的指导表示深深的谢意！由于水平有限，恳望读者指教。

　　书山争探宝，学海喜泛舟。希望我国年轻的皮肤科工作者，弘扬中医传统，高奏制剂新曲，让中华医学走向辉煌，走向世界！

宋兆友

2015 年 3 月 1 日于珍珠城

编 写 说 明

一、为满足临床、药剂及科研的需要，笔者参考借鉴了古今医学文献、当代医家的宝贵经验以及笔者五十余年的临床实践，整理编写成这本专业小集，以供相关专业人员学习参考。

二、本书分为三篇：基础篇、制剂篇、进展篇。

三、第一篇、第三篇中多为笔者五十五年临床证治中的心悟体会，以期互相交流，共同提高。

四、第二篇有方名（如古典方名、文献方名、民间方名、疾病方名、中药方名、新起方名等）、出处（注明书刊名称或者"经验方"等）、配方（药名、剂量、中成药多无剂量，配方均为基础方，应随诊加减）、制法（标明汤、丸、片、丹等）、功效主治（说明治则与主要适应证）、用法（用量、次数或附疗程、偶附化裁法或引经药等）。

五、编写中发现无方名、重方名、错方名等，或方中有明显不当，均加以订正、补充或重写。

六、制剂中的原料药、辅助及附加剂均符合国家药用标准。

七、制剂中的剂量单位，如重量、容积、温度等，均按《中华人民共和国药典》标准。

八、运用方剂时，必须在医师或药师的指导下进行用药，以免发生效差。

《皮肤病中药内用制剂》编委会

2015 年 3 月

目　　录

第一篇　基　础　篇

第二篇　制　剂　篇

第三篇　进　展　篇

第一篇 基 础 篇

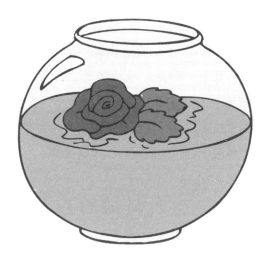

第一章 皮肤病中药内用制剂概况

第一节 制剂的概念

皮肤病中药内用制剂，是在辨证审因、确定治法以后，遵循组方的原则，选择合宜的相应药物（用量、用法、配伍等），为治疗皮肤病而组成的方剂。例如龙胆泻肝汤治疗带状疱疹，萆薢渗湿汤治疗湿疹，犀角地黄汤治疗重症多形红斑等，都是治疗皮肤病的有效制剂。

原始社会时期，劳动人民在实践中发现了中草药，由最初的单味药发展到把几味药配制成复方，即由药方（医方、成方、处方、配方）。方剂首见唐·姚思廉《梁书·陆襄传》云："襄母卒病心痛，医方须三升粟浆……忽有老人诣门货浆，量如方剂。"而在《五十二病方》等一些医学名著中，约有万余首制剂选刊，其中皮肤病内用制剂约有百余首，这是祖国医学的宝贵财富。新中国成立后，治疗皮肤病的方剂更加丰富，为皮肤病制剂事业增添了时代的色彩，加速了中医药发展的速度，中华医学必将走向世界，走向辉煌。

第二节 制剂的应用

（一）应用原则

所谓制剂，简而言之，是药物按组方原则配伍而成的提供给患者使用的药物，如水剂、酊剂等。制剂和治法均为中医学理法方药体系的重要组成部分。治法是在对皮肤病辨清证候、审明病因病机的基础上所确定的，即"法随证立"；

而制剂是在治法的指导下，按照组方配伍而成的药物有序组合的药方，即"方从法出"。这就是中医学的指导原则：辨证论治，即辨证→立法→制剂→药物。只有治法与病证相符，制剂与治法相应，才能祛邪扶正，药到病除。治法是制剂的依据，制剂是体现治法的手段，法与方是相互依存不可分隔的统一整体。

【例1】荨麻疹。反复发作一年余，夜间加剧，口干手热，舌红质淡，脉沉细微。

辨证：阴血不足，风邪袭表，为阴血不足型。

治法（立法）：滋阴养血，疏散风邪。

方剂：当归饮子。

药物：当归15g、川芎10g、熟地黄15g、白芍15g、何首乌15g、黄芪15g、防风10g、荆芥穗10g、甘草10g，水煎服。

按语：当归、川芎、熟地黄、白芍、何首乌养血；黄芪补中益气固表；荆芥穗、防风疏风散表止痒；甘草和中。

【例2】老年性瘙痒症。全身皮肤干燥落屑，有抓痕及血痂，冬春多发，舌淡苔薄，脉弦微缓。共有5年病史。

辨证：阴血不足，肌肤失养，为血虚风燥型。

治法（立法）：养血润肤，疏风止痒。

方剂：止痒合剂。

药物：二地各10g、二冬各10g、当归10g、二芍各10g、鸡血藤15g、何首乌藤15g、黄芪12g、防风10g、刺蒺藜15g、苦参10g，水煎服。

按语：二地、二冬（天冬、麦冬）、二芍（赤芍、白芍）、当归、鸡血藤、何首乌藤养血润燥；黄芪固表；防风、刺蒺藜、苦参疏风止痒。

（二）应用方法

《黄帝内经》云："形不足者，温之以气；精不足者，补之以味……""寒者热之，热者寒之……"其中具有代表性的为清·程钟龄《医学心悟》之"八法"，所谓"论病之情，则以寒、热、虚、实、表、里、阴、阳八字统之。而论治病之方，则又以汗、和、下、消、吐、清、温、补八法尽之。"根据近代皮肤病的研究，笔者多以皮肤病的辨证为准，大约有十种内治法则，现简介如下。

1. 疏风止痒疗法

证候：表证初起，风邪客于肌表，瘙痒难忍，红色丘疹或风团，由于感受风热或风寒不同，可各有发热、恶寒、口渴、咽痛、脉浮等。

适应证：急性瘙痒性皮肤疾患，如急性荨麻疹、急性湿疹、瘙痒症等。

药物：防风、荆芥、麻黄、牛蒡子、桑叶、浮萍、蝉衣、白鲜皮、刺蒺藜、全蝎、秦艽、苦参等。

制剂：①风寒型：麻黄方化裁：麻黄 3g、杏仁 4g、干姜皮 3g、浮萍 3g、白鲜皮 15g、陈皮 9g、丹皮 9g、僵蚕 9g、丹参 15g，水煎服。

②风热型：荆芥防风方化裁：防风 6g、荆芥穗 6g、僵蚕 6g、金银花 12g、蝉衣 12g、牛蒡子 9g、丹皮 9g、浮萍 6g、生地黄 9g、薄荷 3g、黄芩 9g、甘草 6g，水煎服。

③风湿久缠型：全虫方化裁：全虫（打粉）3g、皂角刺 9g、猪牙皂角 6g、刺蒺藜 15g、炒槐花 15g、威灵仙 12g、苦参 9g、白鲜皮 15g、黄柏 10g，水煎服。

2. 养血润肤疗法

证候：多由风燥或血燥而引起的皮肤干燥，脱屑肥厚，角化裂纹，毛发枯槁脱落，舌淡苔白，脉象沉细等。

适应证：慢性瘙痒性皮肤疾患，如慢性荨麻疹、慢性湿疹、神经性皮炎、瘙痒症、扁平苔藓、银屑病（静止期）等。

药物：当归、生地黄、熟地黄、麦冬、天冬、鸡血藤、赤芍、白芍、刺蒺藜、何首乌藤等。

制剂：①养血润肤饮化裁：生地黄 9g、熟地黄 9g、当归 9g、黄芪 9g、麦冬 6g、桃仁 6g、红花 6g、天花粉 6g、黄芩 6g、升麻 3g，水煎服。

②养血解毒汤化裁：鸡血藤 20g、当归 15g、土茯苓 30g、生地黄 15g、山药 15g、威灵仙 15g、蜂房 6g，水煎服。

③止痒合剂化裁：防风 9g、荆芥 9g、当归 9g、何首乌藤 30g、丹参 15g、白鲜皮 30g、刺蒺藜 30g，水煎服。

3. 清热凉血疗法

证候：火热毒邪引起的皮肤红斑、血斑血疱，灼痛热痛，发热烦躁，口干唇燥，便干尿黄，舌红苔黄，脉象滑数等。

适应证：急性湿疹或皮炎类疾患、大疱类皮肤疾患、系统性红斑狼疮、皮肌炎、过敏性紫癜、药物性皮炎、剥脱性皮炎等。

药物：黄连、黄柏、黄芩、生石膏、生玳瑁、栀子、生地黄、丹皮、龙胆草、紫草根、茜草根、白茅根、赤芍、地骨皮、大青叶及牛黄散、紫雪散、羚羊粉、水牛角粉等。

制剂：①肝胆湿热型：清热除湿汤化裁：龙胆草 9g、白茅根 30g、生地黄 15g、大青叶 15g、车前草 15g、生石膏 30g、黄芩 9g、六一散 15g，水煎服。

②三焦热盛型：黄连解毒汤化裁：黄连 9g、黄芩 9g、黄柏 9g、栀子 9g，水煎服。

③热入营血型：解毒凉血汤化裁：生玳瑁 1g、生地黄炭 15g、金银花炭 15g、莲子心 9g、白茅根 30g、天花粉 15g、紫花地丁 9g、生栀子仁 6g、重楼 15g、甘草 6g、黄连 6g、生石膏 30g，水煎服。

4. 活血软坚疗法

证候：由经络阻隔、气血凝滞所致的瘀点瘀斑、红斑结节，浸润肿物，肥厚角化，舌暗苔白，脉象缓弱等。

适应证：结节性红斑、硬红斑、银屑病（斑块型）、带状疱疹（血瘀型）、慢性红斑狼疮、变应性血管炎等。

药物：红花、桃仁、三棱、苏木、赤芍、莪术、丹参、夏枯草、土贝母、僵蚕、牡蛎、大黄等。

制剂：活血散瘀汤化裁：赤芍 9g、苏木 9g、红花 9g、白芍 9g、三棱 9g、莪术 9g、木香 6g、陈皮 9g、甘草 3g，水煎服。

5. 清热解毒疗法

证候：热毒过盛所致皮肤潮红、肿胀化脓、脓疱脓肿，时有寒热，便干尿赤，局部热痛，舌红苔黄，脉象数浮等。

适应证：化脓性皮肤病患等，如毛囊炎、疖肿、丹毒、脓疱疮、蜂窝织炎、淋巴管炎等。

药物：金银花、连翘、蒲公英、赤芍、紫花地丁、败酱草、野菊花、重楼、大青叶、马齿苋等。

　　制剂：解毒清热汤化裁：蒲公英 30g、野菊花 30g、大青叶 30g、紫花地丁 15g、重楼 15g、天花粉 15g、赤芍 9g、连翘 9g、甘草 3g，水煎服。

6. 温经通络疗法

　　证候：阳气衰微寒凝气滞以致皮肤冷硬，疮疡破溃，色暗无泽，久难收口，窦道瘘管，四肢厥凉，舌淡苔白，脉象沉细等。

　　适应证：慢性皮肤溃疡、冻疮（破溃型）、硬皮病、雷诺病、慢性窦瘘等。

　　药物：黄芪、肉桂、桂枝、炮姜、白芥子、细辛、补骨脂、附子、鹿角、麻黄等。

　　制剂：当归四逆汤化裁。当归 9g、桂枝 9g、芍药 9g、细辛 3g、木通 6g、大枣 6 枚、炙甘草 6g，水煎服。

7. 健脾除湿疗法

　　证候：由内湿或外湿引起的皮肤水疱、水肿糜烂、渗脂破损，肥厚角化，瘙痒不停，缠绵复发，舌胖有痕，脉象沉缓等。

　　适应证：皮炎湿疹、瘙痒症、下肢溃疡等。

　　药物：白术、苍术、厚朴、陈皮、藿香、薏苡仁、萆薢、车前子、泽泻、茯苓、扁豆、茵陈、防己、滑石、猪苓、萹蓄、瞿麦、木通等。

　　制剂：①健脾除湿汤化裁：生薏苡仁 15g，生扁豆 15g、山药 15g、芡实 9g、枳壳 9g、萆薢 9g、黄柏 9g、白术 9g、茯苓 15g、炙甘草 6g，水煎服。

　　②清脾除湿饮化裁：茯苓 9g、白术 9g、苍术 9g、生地黄 30g、黄芩 9g、麦冬 9g、栀子 9g、泽泻 9g、生草 6g、连翘 15g、茵陈 12g、元明粉 9g、灯心草 3g、竹叶 3g、枳壳 9g，水煎服。

8. 补益肝肾疗法

　　证候：常因素体阴虚或严重皮肤病后期，而致皮肤干涩，色素沉着，皮落肉松，羸瘦憔悴，舌淡苔少，脉象细数等。

　　适应证：结缔组织疾病（系统性红斑狼疮等）、大疱性皮肤病（天疱疮等）、剥脱性皮炎及药物性皮炎后期、色素沉着类皮肤病等。

　　药物：沙参、麦冬、熟地黄、生地黄、玄参、石斛、女贞子、枸杞子、龟板、鳖甲、玉竹、旱莲草、黄柏、知母等。

制剂：滋补肝肾丸化裁：北沙参12g、麦冬12g、当归9g、陈皮9g、五味子9g、何首乌藤15g、川断15g、女贞子15g、旱莲草15g、浮小麦10g，水煎服。

9. 补益气血疗法

证候：气血虚弱引起的皮肤消瘦，颜色暗淡，疮口难愈，身体虚弱，舌淡苔白，脉象细弱等。

适应证：严重性皮肤病或深度感染性皮肤病，如系统性红斑狼疮、剥脱性皮炎、天疱疮、蜂窝织炎等。

药物：黄芪、党参、沙参、何首乌藤、鸡血藤、天仙藤、白术、当归、茯苓、熟地黄、黄精、赤芍、白芍、丹参、人参等。

制剂：八珍汤化裁：当归10g、川芎5g、熟地黄10g、白芍10g、白术10g、茯苓15g、党参10g、人参6g、甘草10g，水煎服。

10. 疏肝理气疗法

证候：肝郁气滞，痰滞湿阻引起的皮肤水疱，肥厚苔藓，色素沉着，舌淡苔厚，脉象细沉等。

适应证：带状疱疹、神经性皮炎、瘙痒症、皮肤结核、黄褐斑、黑变病等。

药物：柴胡、郁金、香附、青皮、陈皮、川楝子、枳壳、厚朴、木香等。

制剂：逍遥散化裁：柴胡9g、当归9g、白芍9g、白术9g、茯苓9g、薄荷9g、生姜9g、甘草6g，水煎服。

第二章　皮肤病中药内用制剂剂型

第一节　制剂的分类

（一）病证分类法

1. 病证类　按分科分病记载医方，如皮肤外科湿疡病选用四妙丸等，便于临床上以病索方。

2. 脏腑类　按脏腑病证记载医方，如气血两虚证选用十全大补汤等，便于脏腑辨证索方。

3. 病因类　按病因为纲分列各证各方，如脱发、白发者为阴阳两虚，可选用七宝美髯丹，便于以病因病理查方。

（二）组成分类法

1. 单方类　是指一味中药治疗皮肤病，如生薏苡仁煎服治疗疣类、黄柏胶囊口服治疗脓皮病等。

2. 复方类　两味或数味以上中药组成医方治疗皮肤病，如龙胆泻肝汤治疗带状疱疹，五味消毒饮治疗疖病，玉屏风胶囊治疗荨麻疹，当归饮子治疗皮肤瘙痒病等。

3. 特方类　包括奇方、民间验方、秘方等，其中尤以少数民族的方剂更为重要，目前治疗皮肤病非常突出，如巴特日七味丸可治疗带状疱疹的疼痛，热淋清颗粒可治疗淋病早期，润燥止痒胶囊可治疗瘙痒症及慢性湿疹等。

第二节　制剂的剂型

剂型是将医方组成后，加工制成的一定的形态。

（一）液剂制剂

汤剂（煎剂、汤液）、酒剂（药酒、酒醴）、露剂（药露、饮料露、清凉解毒露）、浸膏剂、糖浆剂、口服液、注射剂（针剂、注射液）等。

（二）固体制剂

散剂（粉剂）、片剂、丸剂（又分为蜜丸、水丸、糊丸、浓缩丸）、茶剂（粗末剂、方块剂）、丹剂（贵重剂、结晶剂）、锭剂（磨汁剂、压粉剂）、冲剂（颗粒剂）、胶囊剂等。

第三章　皮肤科常用中草药

一、解表药物

1. 麻黄

性味：辛、苦、温，归肺、膀胱经。

作用：内用有发汗、平喘、利尿、镇痛、抗炎作用。

主治：变态性皮肤病、老年性瘙痒症等。

参考：①本品为麻黄科植物草麻黄的干燥质茎。主要含有生物碱类、挥发油、黄酮、多糖等。②有抗病原微生物作用，对金黄色葡萄球菌、白念珠菌等有抑制作用。

2. 桂枝

性味：辛、甘，温，归心、肺、膀胱经。

作用：内用有抗炎、抗过敏、抗病原微生物、镇痛、发汗等作用。

主治：荨麻疹（风寒表实型）、雷诺病、血栓性脉管炎、硬皮病等。

参考：①本品为樟科植物肉桂的干燥嫩枝。主要含有桂皮油、桂皮醛、香豆素、鞣质、树脂等。②抗炎机制与抑制前列腺素 E 的合成和释放、清除自由基有关。抗过敏作用与抑制 IgE 所致肥大细胞脱粒释放介质及抑制补体有关。③对病原微生物，如金黄色葡萄球菌、念珠菌、结核杆菌、炭疽菌等有抑制作用。

3. 桑叶

性味：甘、苦、寒，归肺、肝经。

作用：具有疏散风寒、清肝润燥的功效。同时有抗炎、抗氧化、抗衰老、抗应激、抗疲劳、抗病原微生物、抗凝血、抗肿瘤等作用。

主治：荨麻疹（风热袭表型）、银屑病、肿瘤、色斑等。

参考：①本品为桑科植物桑的干燥叶。含有芸香苷、槲皮素等。②抗氧化抗衰老作用，为桑叶中的酸性蛋白多酶（APFM）与黄酮体清除自由基作用有关，可减少色斑，延缓衰老。③桑叶中的黄酮、槲皮素等可抑制急性早幼粒细胞白血病细胞（HL-60），抑制肿瘤的转移。④抗病原微生物，对金黄色葡萄球菌、溶血性链球菌、革兰氏阳性菌（G⁺菌）和革兰氏阴性菌（G⁻菌）、酵母菌等有抑制作用。

4. 菊花

性味：辛、甘、苦，微寒，归肺、肝经。

作用：具有疏风散热、清利头目的功效。研究表明有抗炎、抗氧化、抗肿瘤、抗病原微生物的作用，并有降血脂功能。

主治：痤疮、扁平疣、黄褐斑等属于肺经血热郁滞者，或荨麻疹（风热袭表型）、粟丘疹、睑黄疣等。

参考：①本品为菊科植物菊的干燥头状花序。主要含挥发油及黄酮类等。②菊花在体内外均有良好的抑菌作用，对细菌、真菌、病毒都有抑制作用，与木犀草素、乙酸乙脂等有关。③菊花正丁醇等四种物质可影响超氧化物歧化酶（SOD）及脂质过氧化物（LPO）的含量，故有抗氧化、抗色沉、抗衰老的功能。

5. 柴胡

性味：苦、辛，微寒，归肝、胆、肺经。

作用：具有疏散退热、疏肝解郁的功效。尚有抗炎、抗病原微生物、抗肿瘤、降脂、镇痛等作用。

主治：多形红斑、环状红斑、单纯疱疹、扁平疣、寻常疣等。

参考：①本品为伞形科植物柴胡的干燥干茎。主要含有皂苷类、甾醇类、挥发油等。②柴胡皂苷及柴胡挥发油均有明显的抗炎作用。③有抗病原微生物、抗细菌内毒素作用，对球菌、杆菌，尤其对单纯疱疹病毒、人乳头瘤病毒等均有较强的抑制作用。④促进免疫功能，可提高细胞吞噬功能与特异性抗体滴度。

6. 葛根

性味：甘、辛，凉，归脾、胃、肺经。

作用：具有生津透疹、通经活络的功效。具有改善血液流变性和抗血栓形成、扩张血管、降血脂、抗氧化等作用。

主治：出疹性皮肤病的初期（如风疹、传染性红斑等）、血栓性血管炎、湿疹或皮炎、变应性血管炎等。

参考：①本品为豆科植物野葛的干燥根。主要含有黄酮类、香豆素类、葛根苷类 A、B、C 等。②透疹、清热解毒、清热燥湿作用，与黄酮类、香豆素类有关，可降低全血黏度和血小板黏附率，抑制血小板聚集。③偶可发生过敏性药疹。

二、清热药物

1. 黄连

性味：苦，寒，归心、脾、胃、肝、胆、大肠经。

作用：具有清热燥湿、泻火解毒的功效。另有抗病原微生物、抗溃疡、抗肿瘤作用，并有正性肌力作用，可使心肌收缩力增强。

主治：脓皮病、湿疹、传染性湿疹样皮炎、变应性血管炎等。

参考：本品为毛茛科植物黄连的干燥根茎。含有多种生物碱类，以小檗碱含量为最高，其次为黄连碱等。抗病原微生物作用明显，抗菌（抗菌谱广，对 G^+ 和 G^- 菌、结核杆菌、真菌均有抑制或杀灭作用）。抗病毒（对疱疹病毒、风疹病毒等均有抑制作用），抗毒素（对多种细菌毒素的耐受力提高），抗炎（与刺激促皮激素释放有关），并有抗肿瘤活性作用。

2. 黄芩

性味：苦，寒，归肺、胃、胆、大肠、小肠经。

作用：具有清热燥湿、解毒止血的功效。另有抗病原微生物、抗炎、抗变态反应、抗肿瘤、降血脂作用。

主治：疖病、毛囊炎、脓疱疮等化脓性皮肤病，湿疹、皮炎等变态反应性皮肤病等。

参考：本品为唇形科植物黄芩的干燥根。主要含有黄苷、黄芩素、千层纸素 A 苷等。抗病原微生物作用：抗菌（广谱的，对金黄色葡萄球菌、溶血性链球菌、炭疽杆菌、淋球菌、幽门螺旋杆菌等）；抗真菌（对致病性皮肤真菌及指甲真菌，如絮状表皮癣菌、堇色毛癣菌、白色念珠菌等有抑制作用）；抗病毒（对柯萨奇病毒、艾滋病病毒有一定抑制作用）；抗毒素（降解内毒素作用）。

3. 金银花

性味：甘，寒，气芳香，归肺、心、胃经。

作用：具有清热解毒、疏散风热的功能。有抗病原微生物、抗内毒素、抗炎、提高免疫功能等作用。

主治：痈肿疔疮、丹毒、皮肤结核、病毒性皮肤病（单纯及带状疱疹、扁平疣、风疹等）。

参考：①本品为忍冬科忍冬的干燥花蕾初开花。化学成分含有绿原酸类、黄酮类及挥发油等。②抗病原性微生物：抗菌（具有广谱抗菌作用，对金黄色葡萄球菌、结核杆菌有效），抗病毒（对柯萨奇病毒、疱疹病毒、艾滋病病毒有抑制作用），抗内毒素（加速内毒素从血中清除），抗炎（对炎症及肉芽有抑制作用）。

4. 连翘

性味：苦，微寒，归肺、心、小肠经。

作用：具有清热解毒、消肿散结、疏风散热功能。有抗病原微生物、抗肿瘤、抗氧化、调血脂作用。

主治：脓皮病、瘰疬、丹毒、淋巴结炎、口腔炎等。

参考：①本品为本犀科植物连翘的干燥果实。主要含木脂素类化合物（连翘苷）、黄酮类化合物（芸香苷）。②抗病原微生物：抗菌（对葡萄球菌、链球菌及其他杆菌类有抗菌作用），抗病毒（合胞病毒等），抗炎（抑制炎性渗出及水肿）。

5. 栀子

性味：苦，寒，归心、肺、三焦经。

作用：具有泻火除烦、清热利湿、凉血解毒的功效。有抗炎、抗氧化、抗焦虑、抗肿瘤作用。

主治：湿疹或皮炎、化脓性皮肤病、单纯或带状疱疹、手足癣（湿热型）、淋病等。

参考：①本品为茜草科植物栀子的干燥成熟果实。化学成分为环烯醚萜苷、藏红花苷、有机酸酯类、黄酮类及挥发油等。②有抗炎、镇痛、抗病原微生物作用（对金黄色葡萄球菌、淋球菌、多种皮肤真菌，如毛癣菌、黄癣菌、小芽孢癣菌等有抑制作用）。

6. 鱼腥草

性味：辛，微寒，归肺经。

作用：具有清热解毒、消痈排脓、利尿通淋的功能。抗病原微生物作用明显。

主治：脓皮病、单纯疱疹、淋病、急性湿疹、手足癣等。

参考：①本品为三白草科植物蕺菜的新鲜全草或干燥地上部分。鱼腥草主要含挥发油和黄酮类。②有抗病原微生物作用：抗菌（对球菌及真菌有效），抗病毒（单纯疱疹病毒明显），抗炎（抑制血管通透性、浆液渗出及肿胀）。

7. 青蒿

性味：苦、辛，寒，归肝、胆经。

作用：具有清虚热、除骨蒸、解暑热的功能。调节免疫功能，有抗炎、解热、抗原虫、抗肿瘤、抗组织纤维化的作用。

主治：慢性盘状红斑性狼疮、瘢痕疙瘩、局限性硬皮病、湿疹皮炎、夏季皮炎等。

参考：①本品为菊科植物黄花蒿的干燥地上部分。主要含倍半萜类、香豆素类、黄酮类及挥发油等物质。②调节免疫功能：对迟发变态反应具有免疫抑制作用，增强 Ts 细胞的活性。

8. 知母

性味：苦、甘，寒，归肺、胃、肾经。

作用：具有清热泻火、滋阴润燥的功效。有抗病原微生物作用，如金黄色葡萄球菌、结核杆菌、皮肤真菌、白色念珠菌、单纯疱疹病毒等。另有抗氧化、抗肿瘤、降血糖、降血脂等作用。

主治：单纯疱疹、皮肤真菌病、念菌病、皮肤结核病、糖尿病性溃疡、慢性皮炎湿疹等。

参考：①本品为百合科植物知母的干燥根茎。主要含多种甾体皂苷、双苯吡酮类、木质素类及多糖等。②实验证实有显著改善学习记忆的功能。

9. 苦参

性味：苦，寒，归心、肝、胃、大肠、膀胱经。

作用：具有清热燥湿、杀虫利水的功效。有抗病原微生物作用等。

主治：急慢性湿疹或皮炎、荨麻疹、瘙痒症、神经性皮炎、扁平苔藓、皮肤淀粉样变、皮肤结核病、麻风病、手足股癣、滴虫性阴道炎、霉菌性阴道炎、扁平疣等。

参考：①本品为豆科植物的干燥根部。主要含生物碱类（苦参碱、槐果碱等）。②抗病原微生物：抗菌（对金黄色葡萄球菌、溶血性链球菌、浅表真菌、鞭毛虫、阴道滴虫有抑制作用）；抗病毒、抗炎、免疫抑制作用。

三、祛风湿药物

1. 秦艽

性味：辛、苦，平、微寒，归胃、肝、胆经。

作用：具有祛风湿、清湿热、止痹痛等功效。有抗炎、抗过敏、镇痛、抗菌等作用。

主治：带状疱疹、过敏性皮炎、类风湿关节炎、手足癣等。

参考：①本品为龙胆科植物秦艽的干燥根。主要含有龙胆苦苷、挥发油及糖类等。②抗炎（作用与可的松相似），抗过敏（与抗组织胺作用有关），镇痛（减轻疼痛反应），抗菌（对金黄色葡萄球菌、炭疽杆菌、堇色毛癣菌等真菌均有抑制作用）。

2. 雷公藤

性味：辛、苦，寒，有大毒，归肝、肾经。

作用：具有祛风除湿、活血通络、消肿止痛、解毒杀虫的功效。有免疫抑制、抗炎、抗菌、抗病毒、杀虫、抗生育、抗肿瘤以及调控血管的新生及改善血液流变学。

主治：治疗多种结缔组织疾病，如红斑性狼疮、硬皮病、皮肌炎、白塞病、血管炎等；变态反应性皮肤病，如多形红斑、环状红斑、隆起性红斑等；尚可用于麻风反应、玫瑰糠疹、银屑病、紫癜、疔痈、湿疹、皮炎等多种皮肤病。

参考：①本品为卫茅科植物雷公藤干燥根。主要含有生物碱类、二萜类、三萜类、倍半萜类等成分。②有明显的抑制免疫功能，可使 IgM、IgA、IgG 等下降，对体液免疫抑制尤为明显。③抗炎作用，研究证明能增强肾上腺皮质功能。④抗菌抗病毒等作用，研究表明对金黄色葡萄球菌、结核杆菌、G¯ 菌、念珠菌、艾滋病病毒、昆虫、蛆、蝇等也有抑制作用。

四、芳香化湿药物

1. 苍术

性味：辛、苦，温，归脾、胃、肝经。

作用：具有燥湿健脾、祛风散寒的功能。有调整胃肠运动、抗溃疡作用，抑菌，能降低细菌耐药性的产生，抗炎保肝、抗肿瘤等作用。

主治：湿疹皮炎类皮肤病，如急性湿疹、酒渣鼻、类风湿关节炎、荨麻疹、急性红斑狼疮等。

参考：①本品为菊科植物苍术的干燥根茎。主要含有挥发油（苍术醇、苍术酮、苍术素）。②有抗炎及免疫调节作用，对迟发型变态反应作用最强。

2. 厚朴

性味：苦、辛，温，归脾、胃、肺、大肠经。

作用：具有燥湿消痰、下气除满的功效。实验证明有调节胃肠运动，促进消化液分泌，抗溃疡、抗病原微生物、抗炎镇痛等作用。

主治：湿疹及皮炎、真菌性皮肤病等。

参考：①本品为木兰科植物厚朴的干燥干皮、根皮及枝皮。主要含有木脂素类、生物碱类及挥发油等成分。②抗病原微生物作用明显，如对耐酸性菌、类酵母菌、丝状真菌、炭疽杆菌等均有抑制作用。

五、利水渗湿药物

1. 茯苓

性味：甘、淡，平，归心、脾、肾经。

作用：具有利水渗湿、健脾和胃、宁心安神的功效。有利水、镇静、抗炎、抗病原微生物、增强免疫功能等作用。

主治：湿疹及皮炎类皮肤病、斑秃、梅毒、皮肤结核、下肢象皮肿、神经性皮炎、皮肤神经官能症等。

参考：①本品为多孔菌科真菌茯苓的菌核。菌核含有茯苓多糖、纤维素、麦角甾醇、卵磷脂等。②对细胞免疫有明显的提高作用。③对病原微生物中的金黄色葡萄球菌、结核杆菌等有抑制作用。

2. 泽泻

性味：甘、淡，寒，归肾、膀胱经。

作用：具有利水消肿、渗湿泄热的功效。有抑制免疫、抗炎、抗血栓等作用。

主治：痈疖、丹毒、湿疹、皮炎、血栓性静脉炎等。

参考：①本品为泽泻科植物泽泻的干燥块茎。主要成分有泽泻醇（A、B、C）、泽泻烯、多种脂肪酸等。②抑制免疫，降低细胞免疫功能。

3. 茵陈

性味：苦、辛，微寒，归脾、胃、肝、胆经。

作用：具有利湿退黄、解毒疗疮的功效。研究中发现有利胆保肝、利尿抗炎、抗肿瘤、抗病原微生物的作用。

主治：化脓性皮病，如疖肿等，口腔溃疡、脂溢性皮炎、荨麻疹、瘙痒症、湿疹、滴虫性阴道炎等。

参考：①本品为菊科植物滨蒿的干燥地上部分。主要成分为6，7－二甲氧基香豆素、绿原酸、咖啡酸及挥发油等。②对金黄色葡萄球菌、双球菌、沙眼衣原体、阴道毛滴虫等有抑制作用。

4. 薏苡仁

性味：凉、甘，淡，归脾、胃、肺经。

作用：具有健脾渗湿、养颜驻容、清热排毒的功效。实验表明有抗炎、抗肿瘤、增强免疫作用，抑制疣状病毒。

主治：病毒疣类（扁平疣、传染性软疣）、化脓性皮病、湿疹皮炎、养颜美容、色素斑等。

六、理气药物

1. 陈皮（青皮）

性味：苦、辛，温，归肺、脾经。

作用：具有理气健脾、燥湿化痰的功效。实验证实有调节胃肠平滑肌、抗休克、抗菌、杀虫、抗癌、抗痨等作用。

主治：湿疹或皮炎（慢性期）、睑黄疣、带状疱疹等。

参考：①陈皮为芸香科植物橘及栽培变种的干燥成熟果皮，青皮为干燥幼果的果皮。主要含有挥发油、黄酮类、生物碱等。②研究表明有增强免疫功能，抑制血小板聚集等作用。

2. 香附

性味：辛、微苦，平，归肝、脾、三焦经。

作用：具有行气解郁、调经止痛的功效。有雌激素样作用。

主治：病毒疣、痤疮、手足癣、湿疹等。

参考：①本品为莎草科植物莎草的干燥根茎。主要成分为 α-香附酮、香附子烯等。②另有抗炎、抗细菌、抗真菌、抗病毒等作用。

七、止血药物

1. 三七

性味：甘、微苦，温，归肝、胃经。

作用：具有散瘀止血、消肿定痛的功效。有止血、促进造血、抗血栓、扩血管、调节代谢、抗炎、抗肿瘤、抗氧化、调节免疫功能等。

主治：出血性皮肤病及血管炎类皮肤病，如过敏性紫癜、皮肤色素性紫癜、变应性血管炎、结节性红斑等。

参考：①本品为五加科植物三七的干燥根和根茎。主要含有多种皂苷，如人参皂苷（R1、R2、R3、R4、R6），另含槲皮素、三七多糖 A、16 种氨基酸、三七氨酸等。②有较强的止血作用：增加血小板数量及功能，增加凝血酶含量及功能，还有补血作用。③有抗炎及调节免疫的功能。

2. 槐花

性味：苦，微寒，归肝、大肠经。

作用：具有凉血止血、清肝泻火的功效。研究证明有止血、抗炎、抗病原微生物及雌激素作用等。

主治：皮肤血管炎类皮肤病，如持久性隆起性红斑、坏疽性脓皮病等；皮肤感染性疾病，如疖病、痈肿等；病毒性疱疹、浅部真菌病等。

参考：①本品为豆科植物槐的干燥花及花蕾，未开花的花蕾称"槐米"，已开放的花朵称"槐花"。主要含有芦丁、槲皮素、山奈酚。②止血作用认为与芦丁（芸香苷）有维生素 P 样作用，能够降低毛细血管的通透性，增加血小板数量。③抗病原微生物：能抑制 HIV 病毒等，尚能阻止病毒的入侵及逆转录酶活性，阻止病毒复制等；对表皮真菌有抑菌作用。

3. 白及

性味：苦、甘，涩，微寒，归肺、肝、胃经。

作用：具有收敛止血、消肿生肌的功效。有止血、促进创面愈合、抗病原微生物、抗肿瘤作用。

主治：过敏性紫癜、湿疹皮炎感染、痈肿疮疡、手足皲裂、皮肤美容等。

参考：①本品为兰科植物白及的干燥块茎。主要化学成分为白及胶、菲类、苄类、甾体、三萜、花素类化合物等。②促进创面愈合，尤其在局部外用更加明显，可从湿润创面，杀灭细菌，提高免疫力，促进细胞游走四方面发挥治疗作用。因此临床上用于冻疮、皲裂、口炎等极为广泛。

4. 仙鹤草

性味：苦、涩，平，归心、肝经。

作用：具有收敛止血、解毒补虚的功效。有止血、抗病原微生物、抗炎、增强免疫等作用。

主治：过敏性紫癜、血小板减少性紫癜、寄生虫感染（如滴虫性阴道炎）等。

参考：①本品为蔷薇科龙芽草的干燥地上部分。主要含有酚类、黄酮类和糖苷类、三萜类、皂苷类、挥发油等。②抗病原微生物作用：对三种人类病毒（甲型 H1N1、流感和 N3N2）有抗病毒作用，对金黄色葡萄球菌、加得那诺卡菌、阴道毛滴虫、猪肉绦虫、囊尾蚴幼虫、疟原虫等抑杀作用。

八、活血化瘀药物

1. 丹参

性味：苦，微寒，归心、肝经。

作用：具有活血祛瘀、凉血消痈的功效。实验研究对血管血液功能的改善非常明显，可扩张血管，改善血液流变性，抗血小板聚集，改善微循环。

主治：结缔组织疾病（如皮肌炎、硬皮病、干燥综合征、红斑性狼疮等）、痤疮、疖痈、脉管炎、银屑病、黄褐斑等。

参考：①本品为唇形科植物丹参的干燥根和根茎。化学成分为两大类：脂溶性有丹参酮（Ⅰ、ⅡA、ⅡB）、丹参新酮等，水溶性有丹参素、丹酚酸（A、B）、紫草酸等。②改善血液流变学：改善全血黏度、红细胞沉降率等。③改善微循环学：血液流动由粒状或断线变为正常。

2. 莪术

性味：辛、苦，温，归肝、脾经。

作用：主要功效为行气破血、消积止痛。有抗肿瘤、抗血栓、抗病毒作用。

主治：恶性肿瘤（如恶性皮肤淋巴瘤、女阴癌、皮肤癌、唇癌）、阴道炎等。

参考：①本品为姜科植物莪术的干燥干茎。主要含有挥发油（莪术二酮、莪术醇、姜黄酮等)。②抗肿瘤作用明显，机制为增强人体免疫、诱导细胞凋亡、抑制细胞增殖、影响核酸代谢、细胞毒作用、影响细胞膜电位等。

九、安神药物

1. 酸枣仁

性味：甘、酸，平，归心、肝、胆经。

作用：具有养心益肝、安神敛汗的功效。研究表明有镇静，改善睡眠、抗焦虑、降血脂，抗氧化、抗炎、镇痛、增强免疫等作用。

主治：瘙痒症、神经性皮炎、皮肤神经官能症、手足多汗症。

参考：①本品为鼠李科植物酸枣的干燥成熟种子。主要含有黄酮、三萜、生物碱、脂肪油等。②可改善睡眠，抗抑郁、抗焦虑、增强学习记忆能力等。

2. 远志

性味：苦、辛，微温，归心、肾、肺经。

作用：有宁心安神、消散痈肿的功效。同时有镇静作用。

主治：皮肤结核病、痈疽疮毒、瘙痒症、神经性皮炎、皮肤溃疡等。

参考：①本品为远志科草本植物远志的根部。主要成分为三萜皂、香豆素、黄酮等。②另有降血脂、抗癌、抗凝、抗衰老等作用。

十、平肝息风药物

1. 天麻

性味：甘，平，归肝经。

作用：具有平抑肝阳、祛风通络的功效。有镇静、镇痛、抗炎、抑菌、抗衰老作用。

主治：皮肤神经官能症、脂溢性脱发、血管炎、带状疱疹、糖尿病足等。

参考：①本品为兰科植物天麻的干燥块茎。主要含酚类化合物及苷类、甾类、有机酸、多糖类等。②天麻的镇静与催眠作用与降低脑内多巴胺（DA）和去甲肾上腺素（NE）的含量有关。③增强免疫，可增强巨噬细胞吞噬功能和血清溶菌酶活力、异体抗体形成等。

2. 牛黄

性味：苦，凉，归肝、心经。

作用：具有清热解毒、息风止痉的功效。实验中尚有抗炎、镇静、抗惊厥、抗病毒、抗氧化作用。

主治：严重皮肤病壮热神昏者、化脓性皮肤病等。

参考：①本品为牛科动物牛的干燥胆结石。含有胆汁酸、肽类、脂类、氨基酸、微量元素等。目前临床上常应用"人工牛黄"。②另有抗炎及提高免疫功能，抗病毒及抗细菌功能。

十一、补虚药物

1. 人参

性味：甘、微苦，微温，归脾、肺、心、肾经。

作用：具有大补元气、益气生津、安神益智等功效。可使大脑的兴奋和抑制获得平衡，增强学习记忆能力，增强免疫功能等。

主治：过敏性休克、慢性湿疹、脱发症、口腔溃疡、银屑病、色素沉着症、老年斑、痤疮、红斑性狼疮等。

参考：①本品为五加科人参的干燥根和根茎。主要有效成分为人参皂苷、人参二醇类（Ra1 – 3、Rb1 – 3）等。②对中枢神经系统的影响：调节平衡，增强记忆。③增强免疫功能。④对内分泌系统的影响：增强肾上腺皮质功能、增强性腺功能、增强甲状腺与胰岛素功能。⑤对物质代谢的影响：促进蛋白质合成、增强造血功能、延缓衰老、抗炎、保护肝肾功能等。

2. 黄芪

性味：甘，微温，归脾、肺经。

作用：具有补气固表、敛疮生肌的功效。有增强免疫功能、抗应激反应、抗氧化、抗肿瘤等作用。

主治：脱发症、瘙痒症、紫癜症、多汗症、带状疱疹后遗神经痛等。

参考：①本品为豆科植物蒙古黄芪的干燥根部。主要含有黄芪多糖、黄酮类、三萜类、多种微量元素等。②实验证实可提高细胞及体液免疫功能。

3. 甘草

性味：甘，平，归心、肺、脾、胃经。

作用：功能为补脾益气、清热解毒、调和诸药。研究表明有肾上腺皮质激素样作用，具有调节免疫功能、抗炎、抗菌、抗病毒、抗变态反应、解毒、降脂等作用。

主治：化脓性皮肤病如痈疽疮疡等、湿疹皮炎、单纯疱疹、冻疮、足癣、银屑病、脱发症、药疹等。

参考：①本品为豆科植物甘草的干燥根茎。含有三萜皂苷类、黄酮类、甘草甜素、甘草次酸等。②具有去氧皮质酮样作用。

4. 当归

性味：甘、辛、苦，温，归肝、心、脾经。

作用：补血活血，调经止痛。抗血栓，抑制血小板聚集，改善血液流变性，增强免疫功能，抗辐射、降血脂等作用。

主治：血小板减少性紫癜、过敏性紫癜、湿疹皮炎、荨麻疹、多形红斑、类银屑病、毛囊炎、疖肿、玫瑰糠疹、带状疱疹神经痛等。

参考：①本品为伞形科植物当归根部。含挥发油（藁本内脂等）、琥珀酸、烟酸、多糖、维生素等。②增强细胞及体液免疫功能。

5. 何首乌

性味：苦、甘、涩，温，归肝、肾、心经。

作用：补益肝肾、解毒消痈、乌须黑发。实验证明有增强免疫功能，抗氧化、降血脂、抗炎症、增强记忆等作用。

主治：各种脱发症（斑秃、脂溢性脱发、早秃等），少年白发、日光性白斑、瘙痒症、慢性湿疹、早老症等。

参考：①本品为蓼科植物何首乌的干燥块根。含有磷脂、蒽醌、糖苷、胡萝卜素、微量元素等。②实验证实有明显增强免疫功能的作用。

6. 熟地黄

性味：甘，微温，归肝、肾经。

作用：滋阴补血、益精填髓。具有增强免疫功能、降血糖、促凝血、抗脑损伤作用。

主治：慢性红斑狼疮、瘙痒症、糖尿病足、湿疹皮炎（慢性期）。

参考：①本品为玄参科植物地黄干燥的块根经炮制而成。主要含有梓醇、地黄素、地黄苷（A、B、C、D）等。②增强细胞免疫功能。

7. 枸杞子

性味：甘，平，归肝、肾经。

作用：滋补肝肾、益精扶正。并有调节免疫功能、抗氧化作用。

主治：红斑性狼疮、干燥综合征、白塞病、各种脱发症、皮肤美容、慢性湿疹皮炎、瘙痒症等。

参考：①本品为茄科植物宁夏枸杞的干燥成熟果实。含有甜菜碱、枸杞多糖、维生素、胡萝卜素、微量元素等。②抗氧化，可提高皮肤中 SOD 的活性，增加胶原蛋白，减少丙二醛（MDA）含量，延缓皮肤衰老。

第四章　中药药理学的特点

第一节　传统药理

（一）四气

中药四气，又称四性，是指中药寒、热、温、凉四种不同的药性，为中药的基本药理，反映了中药影响机体阴阳盛衰的变化趋势，也是辨证论治的依据之一。目前把中药分为寒凉及温热两大类进行研究。

1. 对中枢神经系统的作用　多数寒凉药物对中枢神经系统呈现抑制作用，如黄芩、金银花、板蓝根等；多数温热药物则具有兴奋作用，如麻黄、干姜、吴茱萸等。

2. 对自主神经系统的作用　多数寒凉药物对自主神经系统具有抑制作用，如黄连、知母、苦参等；多数温热药物则具有兴奋作用，如肉桂、吴茱萸、炙甘草等。

3. 对内分泌系统的作用　多数温热药物对内分泌系统具有兴奋作用，如川芎、莪术、吴茱萸等；多数寒凉药物具有抑制性作用，如茵陈、泽泻、虎杖等。

（二）五味

五味是指辛、甘、酸、苦、咸五种，是中药味道与功效的概括和总结。其药理原含义有二：一是反映了部分药物的真实味道，与口尝滋味相符，如甘草的甘味、黄连的苦味、酸枣仁的酸味、鱼腥草的辛味、芒硝的咸味等；二是代表药物的作用，如知母的甘味、板蓝根的甘味、白芍的酸味、桔梗的辛味、玄参的咸味等。

1. 辛味 辛味药主要分布于解表药物、祛风湿药物、理气药物中。辛有发散、活血、化湿等功效，即有扩张血管、改善微循环、抗炎、抗病原微生物等药理作用。如银翘散化裁治疗荨麻疹之风热表证。

2. 甘味 甘味药主要分布于补虚药物、安神药物、利水渗湿药物中。甘有能补、能和、能缓等功效，即有调节免疫功能，提高抗病能力等药理作用。如生脉饮化裁治疗干燥综合征。

3. 酸味 酸味药主要分布于止血药物、收涩药物中。酸有止血、止汗、固精的功效，即有收敛、止血、消炎、抗菌等药理作用。如云南白药治疗带状疱疹。

4. 苦味 苦味药主要分布于理气药物、清热药物、活血药物和祛风湿药物中。苦有能泄、能燥、清热的功效，即有抗菌、抗炎、杀虫等药理作用。如黄连解毒汤化裁治疗脓疱疮。

5. 咸味 咸味药主要分布于温肾壮阳等药物中。咸有软坚散结的功效，即有抗炎、抗菌、抗结肿、影响免疫功能等作用。如六味地黄汤化裁治疗系统性红斑狼疮之肾阴虚证。

第二节　现代药理

（一）　作用的多效性

中药对人体最基本的作用就是扶正祛邪、调节平衡。但中药的成分多样化与复杂性，又决定了其药效具有多效性。例如人参的品种、成分很多，含皂苷、多糖、挥发油、氨基酸、蛋白质、有机酸、微量元素等。中药药理研究表明其作用多样，可提高人体免疫功能，增强记忆力，强身强心，抗休克，增强骨髓造血，促进核酸与蛋白质合成，抗肿瘤，抗衰老等。证实了人参具有大补元气、复脉固脱、补脾益肺、生津安神等多效性功能。皮肤科常用药黄芪、枸杞、甘草、丹参、黄芩等已在实验中证实其多效性。这种多效性在西药药理中较为少见（如氯雷他啶、阿托品、扑尔敏等）。

【例1】丹参：现代药理作用为对脑、心脏、血管的保护作用，可改善微循环，改善血液状况（改善血液流变学，抑制凝血，激活纤溶，抗血栓，稳定红细胞膜），抗纤维化等。故在皮肤病学上可治疗结缔组织病（红斑狼疮等）、感染性皮肤病（疖肿、麻风等）、痤疮、血管炎等，都有佳效。如果对复方制剂进行药理研究，如六味地黄汤、生脉散、龙胆泻肝丸、消风散等，都具有多效作用，说明经典名方是古代医家临床用药经验的结晶，值得深入探讨。

（二）　作用的双向性

临床与药理研究中表明，一些中药具有双向性，如人参既有升压作用也有降压作用，既有中枢兴奋作用也有中枢抑制作用；甘草的免疫功能也有两面性，对人体正常的抗原反应有增强作用，对人体异常的抗原反应有抑制作用。

【例2】雷公藤：现代药理研究其作用为免疫抑制（阻断抗原递呈、抑制淋巴细胞活化、调节亚群比例）、抗炎作用等。故在皮肤病学上可以治疗结缔组织疾病（红斑狼疮等）、变态反应性疾病（多形红斑等）、变应性血管炎等，都有佳效。对治疗银屑病、类银屑病、毛囊炎、足癣、玫瑰糠疹等也有佳效。如果对复方制剂进行药理研究，如清营汤、血府逐瘀汤、补中益气汤、当归四逆汤等，都具有两面性，即双向性。

（三）量效的不稳定性

中药的量效关系是指在一定剂量内，药理效应随着剂量的加大而增强。但这种关系并不稳定，有时中小剂量有效，高剂量无效，或相反高剂量有效，中小剂量无效。因此在皮肤科临床上，掌握好制剂的剂量是非常重要的。

（四）研究的艰巨性

中药药理学是在中医药理论指导下，应用现代科学技术和方法，研究中药和机体相互作用及作用规律的科学。包括三个方面：中药药效学、中药药动学、中药毒理学。我国皮肤科的药理学正在迅速发展，但与临床应用相比差距仍然很大，我们必须努力创新，使皮肤科的中药制剂及中药应用在坚实的药理学基础不断发展，走向世界。

第五章　皮肤病内用制剂应用方法

第一节　中药煎法

（一）用具

多采用瓦罐、砂锅、搪瓷器具或铝制品。忌用铁器、铜器。煎具宜加盖，容量适当，清洁卫生，少用化工品洗刷（洗洁精、消毒液、去污剂等）。

（二）用水

用清洁的冷水（自来水、开水、蒸馏水、纯净水等）。古人常用流水、泉水、甘澜水（劳水）、米泔水等。偶需用酒或水酒合煎。用水量可根据药性、药量、药质、时间等而定，一般以高于饮片平面 3～5cm 为宜。现代临床上一般煎药 2 次（或 3 次、4 次），第一煎水量略多一些，第二、第三煎则水量应略少些。每煎汤药汁约为 150ml 左右即可。有时第三煎可外用使用。

（三）火候

中医煎药火候常有"武火"与"文火"之别。急火大火煎药称"武火"，慢火小火煎药称"文火"。一般先用武火，药汤沸腾后改为文火。临床上应根据药理性味及煎煮时间酌定火候，如不慎将药汤煎煮焦枯或成糊汤，则应弃之，不能服用。

（四）　操作

1. 先煎　介壳和矿物类药物因质地坚实硬板，药力难以煎出，故应打碎先煎，煮沸后还需再煎 20 分钟左右，然后加入其他药物用锅煎汤。有时一些质地软轻而药量较大时，以及泥沙较多的药物（如灶心土），亦可先煎汁后过滤存液，再将其药液代水加入其他药物用锅煎汤。

2. 后下　气味芳香的药物、挥发油多的药物在其他药物煎毕后，再加入上药，只需煎煮 5 分钟左右就可。

3. 包煎　有些中药煎汤后可使药汁浑浊，有些中药煎汤后对咽喉口腔有刺激作用，有些中药煎汤后易干粘锅，如车前子、旋覆花、赤石脂等，多用纱布单包扎紧，再与其他药物同浸同煎，方为正确。

4. 单煎　一些贵重精细中药，如人参、羚羊角等，可切片单煎取汁，再与其他药物和服，或单独饮服。

5. 烊化　又称溶化。一些中药胶质、黏性太大而且又容易溶解的药物，如阿胶、蜂蜜等，应单独溶化，趁热与煎好的其他药汤混匀，顿服或分服。

6. 冲服　一些不宜直接加热煎煮的芳香或贵重药物，可研磨成细粉，如麝香、牛黄等，可用汤汁或温开水冲服；现今许多颗粒剂，如玉屏风颗粒剂、八珍颗粒剂、止痒颗粒剂等，也可用温水冲化后饮服。

第二节　中药服法

（一）时间

皮肤病煎服中药汤剂，也要按中药制剂要求选择正确服药时间。如病在上焦，或对胃肠有刺激的汤剂，宜饭后饮服；病在下焦，宜饭前饮服；滋补汤药，宜空腹饮服；安神药汤宜在临卧时饮服。急性重病不拘时饮服，慢性病应按时饮服。

（二）方法

饮服汤剂，多宜每日 1 剂（贴），分 2～3 次温服。根据皮肤病需要，也可每日只服 1 次，或每日多次，或可煎汤代茶饮服，甚至每日连服 2 剂。再者汤汁温度也有选择，皮肤病热证可寒药凉服，皮肤病寒证可热药温服，以助药力。如寒冷性多形红斑者以温服为佳，日光性皮炎者以凉服为佳。特殊病情宜特殊给药，如鼻饲法、灌肠法、吸入法等。

（三）调护

服药后的调养和护理亦属服药方法。服药后的饮食宜忌如下：①皮肤病对饮食的宜忌：过敏性皮肤病，宜少食鱼虾海腥食品；痤疮宜少食酒类、肥肉、油煎、辛辣食品；②药物对饮食的宜忌：含地黄的方药忌食萝卜；有土茯苓者禁饮茶叶；服荆芥忌食无鳞鱼。一般来讲，服药时期，不宜进食生冷及不易消化的食品，也应少食杂食肥猪犬肉、油腻腥物、陈臭食品。另要注意休息，避风，控制情绪等。

第三节　注意事项

（一）用法

中药制剂除传统的汤剂、散剂、丸剂、膏剂等，随着现代医药工业的发展，许多新的剂型及用法不断增加，如颗粒剂、注射剂、灌肠剂、片剂、滴剂、含片等，应按说明书服用。

（二）过敏

对西药有过敏者，多为过敏性体质，因此在应用中药内用制剂时也需询问患者有否中药过敏史。对单味中药过敏者，如鱼腥草、毛冬青、红花、葛根、地龙、大黄等，必须禁用。对中药复方过敏者，也宜改服其他制剂为佳，以防发生意外。对中成药过敏者，如云南白药、六神丸、健心丸、参茸丸、二宝丹、牛黄散、健身丸等过敏者，特别是中药针剂，更应禁用。一旦发生过敏性休克，必须组织抢救。

（三）毒药

皮肤病中药内服制剂，多以清热解毒、祛风止痒、活血化瘀、养血补气、健脾利湿、补益肝肾类中药为主。制剂中尽量不用含有毒性的药物，如大毒（巴豆、斑蝥、附子、毛茛、白花蛇、仙茅、曼陀罗等）、常毒（川乌、全蝎、水蛭、蜂房、半夏、天南星、商陆、芫花、凤仙花子、狼毒、贯众、草乌等），即使小毒也应少用或不用为佳（如川椒、乌梢蛇、肉桂、皂角、苍耳子、杏仁、百部、射干、蛇床子、白僵蚕、穿山甲等）。在第二篇各种制剂虽作了配方介绍，但在临床如见上述药物，能不用者尽量不用，如川乌、草乌、全蝎、水蛭、蜂房、半夏等常毒药物，或乌梢蛇、川椒、肉桂、苍耳子、蛇床子、穿山甲等小毒药物，均应慎用，确保安全，有经验的医者可谨慎选用。

（四）妊娠

中药内用制剂，妊娠期要禁忌的药物特别多，否则会引起流产、畸胎，影响胎儿与孕妇的安全。临床上提出如下观点：①禁用药物：包括剧毒药、峻泻药和子宫收缩药，如水银、巴豆、牵牛、乌头、益母草、川芎、瞿麦、牛膝等。②忌用药物：包括一般祛瘀通经药和激惹药，如红花、土鳖虫、水蛭、虻虫、斑蝥、商陆、肉桂、麝香等。③慎用药物：包括辛温走窜药、消导药和利尿药，如桂枝、半夏、枳实、大黄、冬葵子、车前子等。妊娠期皮肤病仍以外用药为主，尽量少用内服制剂，以确保安全。

（五）说明

临床病家煎服中药需详细告之，为了煎服正确，可发放"中药的煎法与服法"说明书（可单印，或印在药袋上）。内容如下：①煎药容器以砂锅、搪瓷器皿、不锈钢为宜，严禁用铁器。②中药入煎前应先用冷水浸泡20～30分钟。煎水量一般以浸过药面2～3cm为宜。大剂量或松泡易吸水的药物，可适当增加用水量。③煎药时间应根据药性而定，一般的药在煮沸后再煮20分钟。解表药、芳香药物，不宜久煎，沸后煮15分钟即可。滋补药先用武火煮沸后，改用文火慢煎30～40分钟。煎药时要搅拌药料2～3次，每剂中药一般煎2次，第二煎最好加用热水适量，煎药时间可以略短。④煎药计量：儿童每次50～150ml，成人每次150～200ml。⑤特殊药物的煎煮方法：先煎药，煮沸10～15分钟后，再加入其他药物同煎。后下药，在一般药煎至预定量时，再投入同煎5分钟即可。烊药冲药，用煎好的药汁将烊药或冲药加入，不断搅拌溶解即可。另有吞药，可用药汁或温开水吞服。⑥丸、散、膏、丹、糖浆等药物的服用等，请遵医嘱。⑦配合，皮肤病内服煎汤同时，可配合外用针灸等疗法。

（六）用量

新版《中华人民共和国药典》为中药制剂用量的指导及规范，古今用药度量衡各有变化。现代临床用药组方的剂量，是国家的规定。根据中华人民共和国国务院的指示，从 1979 年 1 月 1 日起，全国中医药处方用药的剂量单位一律采用以 "g" 为单位的国家标准。兹附十六进制与国家标准计量单位换算率如下：1 斤（16 两）= 0.5kg = 500g，1 市两 = 31.25g，1 市钱 = 3.125g，1 市分 = 0.3125g，1 市厘 = 0.03125g（注：换算尾数可以舍去）。第二篇中所有药物均以此为准。

第二篇 制 剂 篇

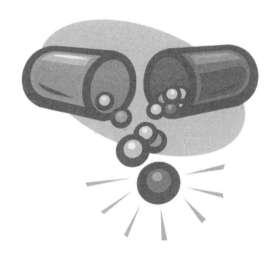

第一章　皮肤病新研内用制剂

第一节　液体制剂

［汤剂　冲剂　口服液　糖浆　合剂］

1. 活血通络解毒汤

配方：龙胆草　紫草各20g　黄芩　川芎　丹皮各12g　知母　桃仁　红花　赤芍各10g　生地黄　当归　地龙各15g　蜈蚣2条　水蛭6g　甘草8g

制法：汤剂。

功效主治：活血解毒，通络止痛。主治带状疱疹及其恢复期神经痛。

用法：每日1剂，共服10天。

［上海中医药杂志，2004，38（8）：35］

2. 平疣汤

配方：生黄芪20～50g　生薏苡仁　板蓝根　马齿苋各30g　大青叶　败酱草　蒲公英各15g　草河车10g　灵磁石15～30g

制法：汤剂。

功效主治：清热祛疣。主治扁平疣。

用法：每日1剂，7天为1个疗程，共4个疗程。

［中医药学报，2004，32（3）：33］

3. 小儿消疣汤

配方：生薏苡仁30g　马齿苋　板蓝根　黄芪　大青叶　连翘　木贼　香附

各 15g　白芍 10g　生牡蛎 20g　露蜂房　生甘草各 6g

制法：汤剂。

功效主治：清热解毒。主治小儿扁平疣。

用法：水煎 2 次存服，三煎熏洗患部。每日 1 剂，10 天为 1 个疗程，3 个疗程后判效。

［现代中医药，2004，（3）：43］

4. 消疣方

配方：黄芪 40g　马齿苋　薏苡仁　板蓝根　木贼各 30g　大青叶　蒲公英　香附各 15g　浙贝母　夏枯草各 10g

制法：汤剂。

功效主治：清热散结。主治顽固性扁平疣。

用法：水煎 2 次混合服用，三煎药液熏洗及热敷患处。每日 1 剂，10 天为 1 个疗程。

［现代中医药，2004，（2）：36］

5. 金花紫花汤

配方：金银花　生薏苡仁各 30g　紫花地丁　蒲公英各 15g　野菊花　黄芩　皂角刺　当归各 10g　丹参 20g

制法：汤剂。

功效主治：清热解毒，软坚散结。主治枕骨下硬结性毛囊炎。

用法：每日 1 剂，水煎早晚分服。

外用：滑石粉 100g、苦参 20g、冰片 5g，共研细粉，撒敷患处。30 天为 1 个疗程。

［河南中医，2004，24（5）：39］

6. 活血利湿方

配方：当归　苦参片　地肤子各 15g　丹参　鸡血藤各 15～30g　土茯苓 30g　猪苓　茯苓　牛膝各 12g

制法：汤剂。

功效主治：活血通络，利湿止痒。主治郁积性皮炎。

用法：每日 1 剂，每日 2 次。

外用：氯倍他松、硼酸洗剂。

［江苏中医药，2004，25（9）：30］

7. 鲜防汤

配方：白鲜皮　泽泻　金银花　生地黄　徐长卿各 15g　防风　蝉蜕　苦参各 12g　土茯苓 30g　甘草 6g

制法：汤剂。

功效主治：清热利湿，祛风止痒。主治湿疹。

用法：每日 1 剂，水煎服。

外用：荆芥穗、防风、百部、苦参、蛇床子、地肤子、白鲜皮、黄柏、徐长卿各 30g，煎汁浸洗。7 天为 1 个疗程，2 个疗程后判效。

［新中医，2004，36（10）：47］

8. 活血清风汤

配方：当归 20g　川芎　桃仁　赤芍各 15g　红花　地龙各 10g　蝉蜕 6g　生地黄　徐长卿各 30g

制法：汤剂。

功效主治：活血清风。主治慢性荨麻疹。

用法：每天 1 剂，10 天为 1 个疗程。

［中医研究，2004，17（3）：39］

9. 皮肤合剂

配方：生地黄　白蒺藜各 15g　丹皮　紫草　防风　蝉衣　土茯苓　白鲜皮　苍耳子　金银花各 10g　干蛤蟆 2 只　甘草 3g

制法：汤剂，可用袋装。

功效主治：祛风止痒。主治顽固性荨麻疹。

用法：每日 1 剂，15 天为 1 个疗程。

［实用中医药杂志，2004，20（8）：433］

10. 麻黄桂枝各半汤

配方：桂枝　麻黄　赤芍　干姜各 6g　大枣 5 枚　炙甘草 3g

制法：汤剂。

功效主治：祛风解表。主治寒冷性荨麻疹。

用法：每日 1 剂，7 天为 1 个疗程。可配合西替利嗪片口服等。[中国麻风皮肤病杂志，2004，20（2）193]

11. 御寒汤

配方：桂枝　防风　附子　白芍　丹参各 15g　大枣 12 枚

制法：煎制成袋装合剂，每袋 100mL。

功效主治：养血御寒，祛风止痒。主治寒冷性荨麻疹。

用法：每日 1 剂，10 天为 1 个疗程，2 个疗程后判效。

[中国麻风皮肤病杂志，2004，20（2）：198]

12. 银屑平汤

配方：生槐花　黄芩　制大黄　雷公藤　莪术　红花　甘草各 10g　土茯苓　生地黄　当归　补骨脂　淫羊藿各 15g

制法：汤剂。

功效主治：活血化瘀，凉血散疹。主治银屑病。

用法：每日 1 剂，煎成 150mL，分 3 次口服。疗程为 8 周。

[江苏中医药，2004，25（8）：24]

13. 口疮汤

配方：生黄芪　玄参各 30g　白及　桔梗　白术　丹参各 10g　甘草 6g　黄精　生地黄各 15g

制法：汤剂。

功效主治：益气养阴，清热化腐。主治复发性口疮。

用法：每日 1 剂，20 天为 1 个疗程。同时可用喉风散或洗必泰口腔溃疡膜。

[实用中医药杂志，2004，20（10）：549]

14. 三才封髓丹加味

配方：天冬　生地黄各 20g　苏条参　怀牛膝各 15g　炒黄柏　砂仁各 10g　板蓝根　露蜂房各 30g　甘草 3g

制法：汤剂。

功效主治：清热利湿，养阴增液。主治复发性口腔溃疡。

用法：每日 1 剂，5 天为 1 个疗程，连用 3 个疗程判效。

［云南中医中药杂志，2004，25（3）：60］

15. 苔藓汤

配方：（1）血虚风燥型：当归　女贞子　麦冬　黄芩　旱莲草　菊花各 15g　熟地黄 20g　枸杞子　白花蛇舌草各 30g

（2）肝郁气滞型：龙胆草　郁金　黄芩　当归　牡丹皮　白鲜皮　丹参各 20g

（3）湿热内蕴型：紫花地丁　赤芍　连翘　黄柏　茯苓　白术各 15g　薏苡仁 30g　白鲜皮　茵陈蒿 20g

制法：汤剂。

功效主治：养血祛风，益肝补气。主治口腔扁平苔藓。

用法：每日 1 剂，1～3 个月为 1 个疗程。

外用：同时外贴中药膜（冰片、丹参、黄芩、肉桂）。

［中医药学报，2004，32（3）：55］

16. 三草汤

配方：茜草　连翘　丹皮各 12g　紫草　生地黄各 15g　甘草 10g　白茅根 20g

制法：汤剂。

功效主治：清热凉血。主治过敏性紫癜。

用法：每日 1 剂，2 个月为 1 个疗程。

［实用中医药杂志，2004，20（6）：302］

17. 归脾汤

配方：黄芪　党参　仙鹤草各 15g　当归　茯苓各 9g　白芍　龙眼肉　川芎各 10g　木香　生姜　炙甘草各 6g　红枣 3 枚　血余炭 30g

制法：汤剂。

功效主治：清热益脾，凉血止血。主治慢性原发性血小板减少性紫癜。

用法：每日 1 剂，最长服药 4 个月，平均 56 天。

［中国麻风皮肤病杂志，2004，20（2）：116］

18. 黄花冬藤汤

配方：黄花 赤芍 当归各30g 生地黄 玄参各40g 苦参 苍术 黄芩各20g 忍冬藤 木通各15g 延胡索 制乳香 全蝎 地龙 甘草各10g

制法：汤剂。

功效主治：活血化瘀，通络止痛。主治红斑性肢痛症。

用法：每日1剂，6天为1个疗程。

外洗方：川椒40g，黄柏、紫草、苦参各30g，红花20g，水煎温水洗患处。

[新中医，2004，36（10）：62]

19. 驱梅康

配方：甲方（搜风解毒散）：土茯苓 金银花各30g 薏苡仁 白鲜皮各15g 防风10g 木瓜9g 皂角刺6g

乙方（桔梗解毒汤）：土茯苓 黄芪各30g 桔梗12g 川芎 防风各10g 芍药15g 当归 木通 生大黄各6g 生甘草5g

丙方（蛇床子散）：蛇床子15g 百部12g 硫黄 雄黄 明矾 苦参各10g

制法：水煎法。

功效主治：杀虫解毒。主治梅毒。

用法：甲、乙两方，水煎取汁300～400mL，分2次口服，交替使用，每日1剂，每方6剂为1个疗程。丙方水煎后先熏后洗患处，共用7～10天。

[实用中医药杂志，2004，20（9）：480]

20. 麦味地黄丸加成汤

配方：沙参 麦冬 浮小麦各5～10g 熟地黄4～8g 五味子3g 麻黄根3～10g 甘草6～10g

制法：汤剂。

功效主治：养血补气。主治小儿单纯性多汗症。

用法：每日1剂，5天为1个疗程。

[实用中医药杂志，2004，20（8）：422]

21. 定痛络痛汤

配方：当归20g 丹参 磁石各30g 延胡索 郁金各15～30g 白芍30～

60g 柴胡 制乳香 制没药 青黛 甘草各 10g

制法：汤剂。

功效主治：活血化瘀，通络去痛。主治带状疱疹后遗神经痛。

用法：每天 1 剂。必要时每天 2 剂。

[新中医，2004，36（12）：34]

22. 祛疣汤

配方：板蓝根 金银花 生薏苡仁 生黄芪 灵磁石 生牡蛎各 30g 连翘 木贼 赤芍各 10g 莪术 甘草各 6g 生地黄 15g

制法：汤剂。

功效主治：清热祛疣。主治扁平疣。

用法：每日 1 剂，治疗 1~4 周。

[实用中医药杂志，2004，20（2）：699]

23. 扁瘊平

配方：麻黄 黄花 甘草各 10g 杏仁皮 桃仁各 15g 薏苡仁 生地黄 刺蒺藜 贯众 板蓝根各 30g 蜈蚣 2 条。

制法：汤剂。

功效主治：清热软坚。主治扁平疣。

用法：每日 1 剂。10 天为 1 个疗程。

[云南中医中药杂志，2004，25（6）：13]

24. 桂枝红花汤

配方：桂枝 红花 党参 干姜 丹参 陈皮 桃仁 当归各 9g 黄芪 15g

制法：汤剂。

功效主治：养血祛寒。主治冻疮（未破型）。

用法：每日 1 剂，10 剂为 1 个疗程，2 个疗程后判效。

外用：同时用二甘汤（甘遂、甘草各 9g，加水 1500mL）煎煮后熏洗患处。

[中国中西医结合皮肤性病学杂志，2004，3（2）：10]

25. 当归四逆汤

配方：当归 12g 桂枝 9g 北细辛 1.5g 炙甘草 5g 大枣 10g 通草 3g

制法：汤剂。

功效主治：养血活血。主治手足冻疮。

用法：每日 1 剂，10 天为 1 个疗程。

外用：同时用熏洗方（忍冬藤、黄柏、芒硝各 30g，苍术 10g）煎水熏洗。

[实用中医药杂志，2004，20（9）：504]

26. 清血利湿饮

配方：龙胆草 苍术 泽泻各 9g 黄芩 生地黄 牡丹皮 赤芍 蒲公英 车前子各 15g 金银花 土茯苓各 21g 当归 12g 甘草 6g

制法：汤剂。

功效主治：清热燥湿。主治掌跖脓疱病。

用法：每日 1 剂，1 月为 1 个疗程，2 个疗程判效。

外用：同时外用肝素钠乳膏外涂。

[中国中西医结合皮肤性病学杂志，2004，3（2）：109]

27. 解毒化瘀汤

配方：生地黄 板蓝根 菝葜 蜀羊泉 泽漆 土茯苓 丹参各 30g

制法：汤剂。

功效主治：解毒化瘀。主治银屑病。

用法：每日 1 剂，4 周为 1 个疗程，2~3 个疗程后判效。

[中华皮肤科杂志，2004，27（3）：133]

28. 化银汤

配方：生地黄 当归 丹参 栀子 白鲜皮各 12g 黄芪 金银花 土茯苓各 15g 红花 郁金各 9g 荆芥 6g 萆薢 25g

制法：汤剂。

功效主治：活血化瘀。主治寻常性银屑病。

用法：每日 1 剂，20 天为 1 个疗程，2 个疗程后判效。

外用：用泽它洗剂外洗。

[江西中医药，2004，35（11）：34]

29. 二地四根汤

配方：熟地黄　生地黄　白茅根　板蓝根　豨莶草各20g　玄参　苦参各15g　茜草根3g　紫草根30g

制法：汤剂。

功效主治：清热凉血。主治寻常性银屑病。

用法：每日1剂，4周为1个疗程，连服2～3个疗程后判效。

［辽宁中医杂志，2004，31（11）：929］

30. 麻杏仁甘汤加味

配方：生麻黄6g　生石膏40g（先煎）　水牛角30g（先煎）　槐花　生地黄各30g　杏仁10g　大黄8g　黄连5g　麦冬　蒲公英　白茅根各20g　鲜荷叶50g

制法：汤剂。

功效主治：清热发表。主治寻常性银屑病。

用法：每天1剂，2月为1个疗程。

［新中医，2005，37（1）：71］

31. 活血通脉汤

配方：当归　丹参　黄芪　玄参　银花　紫花地丁各15～25g　制乳香　制没药　红花各10g　延胡索　生地黄各10～15g　土茯苓　蒲公英各15～30g　甘草3～30g

制法：汤剂。

功效主治：活血通脉。主治血栓闭塞性脉管炎。

用法：每日1剂，15天为1个疗程。

［新疆中医药，2004，22（5）：16］

32. 三仁汤

配方：杏仁10g　滑石30g　白通草　白豆蔻　竹叶各6g　厚朴12g　生薏苡仁45g　半夏9g

制法：汤剂。

功效主治：养血生津，滋阴润燥。主治原发性干燥综合征。

用法：每日 1 剂，14 天为 1 个疗程，3 个疗程判效。

［辽宁中医杂志，2004，31（10）：862］

33. 清疖汤

配方：金银花　生黄芩各 20g　野菊花　赤芍　浙贝母各 10g　当归　陈皮　炒穿山甲　炒皂角刺各 6g

制法：汤剂。

功效主治：清热解毒，软坚散结。主治项部硬结性毛囊炎。

用法：每日 1 剂，15 天为 1 个疗程。

［中国中西医结合皮肤性病学杂志，2004，3（3）：136］

34. 清热除湿汤

配方：龙胆草　黄芩　丹皮　赤茯苓　泽泻　萆薢　苦参各 10g　车前草 15g　六一散　生地黄各 30g

制法：汤剂。

功效主治：清热燥湿。主治急性湿疹。

用法：每日 1 剂。外用 3% 硼酸溶液、氧化锌油剂。连用 2 周判效。

［中国中西医结合皮肤性病学杂志，2004，3（3）：164］

35. 角湿汤

配方：荆芥　防风　蛇床子　独活　杏仁　干姜　明矾各 9g　当归　乌梅各 12g　地肤子 10g　地骨皮 20g

制法：汤剂。

功效主治：清热利湿，去皮生肌。主治掌跖角化性湿疹。

用法：每日 1 剂，14 天后判效。

外用：同时外用澳能（卤米松）乳膏。

［中国中西医结合皮肤性病学杂志，2004，3（3）：146］

36. 清热脱敏汤

配方：黄芪　金银花　连翘　白蒺藜各 20g　白术　防风　荆芥　赤芍　牡丹皮　黄芩各 12g　桑白皮　地骨皮各 15g　甘草 3g

制法：汤剂。

功效主治：清热祛风。主治颜面再发性皮炎。

用法：每日 1 剂，1 周为 1 个疗程，连服 2 个疗程。同时外用黄芪霜。

［中国中西医结合皮肤性病学杂志，2004，3（3）：166］

37. 荆防消疹汤

配方：荆芥穗　防风　苦参　赤芍　丹皮各 10g　净蝉衣 8g　金银花　白鲜皮　地肤子各 15g　苍耳子 12g　甘草 6g

制法：汤剂。

功效主治：清热祛风，消疹止痒。主治荨麻疹。

用法：每日 1 剂，10 天为 1 个疗程。

［实用中医药，2005，21（2）：81］

38. 消银汤

配方：生地黄　生黄芪各 20g　当归　赤芍　川芎　仙灵脾　麦冬各 10g　白花蛇舌草　菝葜各 30g　乌梢蛇　土茯苓各 15g

制法：汤剂。

功效主治：养血祛风。主治寻常性银屑病。

用法：每日 1 剂，4 周为 1 个疗程，2 个疗程后判效。可同时口服迪银片。

［实用中医药杂志，2005，21（1）：11］

39. 加味芍药甘草汤

配方：杭白芍　怀牛膝　煅龙骨各 30g　生甘草　五味子各 10g　桂枝　桑枝各 6g　明矾 3g

制法：汤剂。

功效主治：清热燥湿。主治汗疱疹。

用法：每日 1 剂，1 周为 1 个疗程，可连用 1～3 个疗程。同时可用明矾溶液浸泡。

［中华皮肤科杂志，2004，37（3）：171］

40. 养血祛风止痒汤

配方：当归　地肤子各 20g　生地黄　何首乌　荆芥　防风　白鲜皮　白芍各 15g　蛇床子　川芎各 10g　甘草 5g

制法：汤剂。

功效主治：养血润肤，祛风止痒。主治老年性皮肤瘙痒症。

用法：水煎后口服，每次 100mL，每日 2 次，连服 7 天。

［中国老年医学杂志，2004，24（11）：1069］

41. 加味复元活血汤

配方：大黄 5g　桃仁　当归　郁金各 15g　炮山甲　红花　丹参　延胡索　川楝子各 10g　黄芪 50g　甘草 6g

制法：汤剂。

功效主治：养血化瘀，活血镇痛。主治老年性带状疱疹后遗神经痛。

用法：每日 1 次，15 天为 1 个疗程，1 个疗程后判效。

［新中医，2005，37（3）：76］

42. 消疣汤

配方：板蓝根　大青叶　白花蛇舌草　薏苡仁各 30g　黄柏　苦参　苍术　赤芍　丹参　香附各 15g　黄芪 60g

制法：汤剂。

功效主治：杀虫解毒。主治尖锐湿疣。

用法：每日 1 剂，共服 3 周。

外用：同时外用蓝族阴洁康（中成药）。

［实用中医药杂志，2005，21（2）：74］

43. 逍遥定志汤

配方：五味子　当归　酸枣仁　麦冬　茯神　川黄柏　柏子仁　夜交藤　天麻各 10g　丹参 20g　川连 5g　甘草 3g

制法：汤剂。

功效主治：安神定志。主治性病后神经衰弱等。

用法：每日 1 次，疗程 30 天。

［岭南皮肤性病科杂志，2004，11（1）：55］

44. 干燥征三步方

配方：一方（病在上焦肺）：百合 30g　生地黄　太子参各 20g　石膏 15g

竹叶　甘草　桑叶　麦冬　杏仁　枇杷叶　火麻仁　阿胶各 10g　通草 5g

　　二方（病在中焦脾胃）：北沙参　太子参各 30g　生地黄　玉竹　石膏　熟地黄各 15g　知母　牛膝各 10g　冰糖 3g

　　三方（病在下焦肾）：生地黄 30g　山萸肉　丹皮　茯苓　泽泻　黄柏　枸杞　甘草　鳖甲各 12g　知母 10g

　　制法：汤剂。

　　功效主治：一方清热燥湿，二方补脾益胃，三方滋补肾虚。主治干燥综合征。

　　用法：每日 1 剂，每步治疗时间 2～3 周。

[中医药学刊，2005，23（3）：545]

45. 疱疹合剂

　　配方：龙胆草 12g　泽泻　大青叶　虎杖　重楼　茵陈　生地黄各 15g　柴胡 10g　车前草　薏苡仁　板蓝根　土茯苓各 10g　甘草 6g

　　制法：加水煎煮成 1000mL 汤剂，分装成 90mL 一瓶（袋）合剂，存用。

　　功效主治：杀虫解毒。主治生殖器疱疹。

　　用法：每日 3 次，每次 30mL，7 天为 1 个疗程。

[新中医，2005，37（4）：74]

46. 疥灵丹合导赤散

　　配方：栀子　当归　苦参　生地黄　木通　甘草各 10g　枳壳　连翘　荆芥　羌活各 8g　蒺藜　白芷各 15g　竹叶 4g

　　制法：汤剂。

　　功效主治：杀虫止痒。主治疥疮。

　　用法：每日 1 剂，分早晚 2 次饮服。7 天为 1 个疗程。

[新中医，2005，37（9）：70]

47. 清脾除湿汤

　　配方：茯苓　生地黄各 15g　生白术　黄芩　黄连　栀子　泽泻　茵陈　枳壳　竹叶　莲子心各 10g　灯心草 6g

　　制法：汤剂。

功效主治：清脾除湿。主治天疱疮（心火脾湿证）。

用法：每日 1 剂，4 周为 1 个疗程，共治 2 个疗程。

［新中医，2005，37（8）：73］

48. 培本清源饮

配方：龟板　熟地黄各 15g　知母 10g　黄柏 6g　麦冬 12g　牛膝 15g　北沙参 12g

制法：汤剂。

功效主治：滋阴降火。主治复发性口腔溃疡。

用法：每日 1 剂，7 天为 1 个疗程。

［中医药学刊，2005，23（10）：1928］

49. 季节瘙痒汤

配方：北沙参　玉竹　生地黄　黄精　菊花　白鲜皮　防风　猪苓　云茯苓　泽泻各 15g　蝉蜕　甘草各 6g

制法：汤剂。

功效主治：清热利湿，祛风止痒。主治季节性皮肤瘙痒症。

用法：每日 1 剂，7 天为 1 个疗程，连用 2 个疗程。可配合如意洗剂（如意草、防风、荆芥穗、薄荷各 20g 煎汁）外用。

［中医药学刊，2005，23（8）：152］

50. 二花二草汤

配方：金银花　茜草　甘草　连翘　荆芥　生牛蒡子　赤芍　生地黄各 6g　当归　川芎　丹参　白茅根各 10g

制法：汤剂。

功效主治：清热解毒。主治过敏性紫癜。

用法：每日 1 剂，2 周为 1 个疗程。

［中医药学刊，2005，23（9）：1733］

51. 三草汤

配方：仙鹤草 60g　茜草　黄芪各 25g　紫草　阿胶各 15g　当归　何首乌　木香各 10g

制法：汤剂。

功效主治：清热凉血，通络止血。主治血小板减少性紫癜。

用法：每日1剂，30天为1个疗程。

［中医药学刊，2005，23（9）：1726］

52. 消疣合剂

配方：土茯苓　生槐花　生地黄　赤芍　丹参　白鲜皮　菝葜各15g　板蓝根　虎杖根各30g　北豆根60g

制法：汤剂。

功效主治：清热凉血。主治寻常性银屑病。

用法：每日2次，每次30mL，连续用药8周。

［中国中西医结合皮肤性病学杂志，2005，4（3）：183］

53. 凉血活血复方

配方：大青叶15g　生地黄　土茯苓各30g　黄芩　丹参　当归各12g　紫草　丹皮　白鲜皮各9g　赤芍　荆芥各6g　金银花20g

制法：汤剂。

功效主治：活血凉血。主治寻常性银屑病。

用法：每日1剂，疗程4~8周。

［中国麻风皮肤病杂志，2005，21（9）：712］

54. 疏肝凉血汤

配方：生香附12g　栀子　大青叶　天花粉　生甘草各15g　连翘　生地黄　赤芍　土茯苓　玄参各30g　丹参　山豆根各20g　蝉衣　白芷各9g

制法：汤剂。

功效主治：疏肝凉血，清热解毒。主治无菌性脓疱性皮肤病。

用法：每日1剂，连用2个月。洗浴剂（地榆、黄柏、苦参、蛇床子各30g，地骨皮、茜草根各20g）水煎洗浴、浸泡、外敷均可。

［现代中医药，2006，26（1）：13］

55. 三白饮

配方：当归　黄芪　白芍　白术各15g　茯苓　柴胡　甘草各10g　川楝子

9g　薄荷　白僵蚕　丹参各6g

制法：汤剂。

功效主治：疏肝健脾。主治妇女额部黄褐斑。

用法：每日1剂，连服20天。

［新疆中医药，2005，23（6）：封3］

56. 三子养亲汤

配方：莱菔子　白芥子　紫苏子各50g　糯米　赤砂糖各250g

制法：分别将三子炒至表面微黄，有爆裂声，香气逸出时，取出摊凉。再把糯米炒至表面鼓起，有爆裂声，微具焦斑，取出摊凉。将炒好的三子与糯米混匀，粉碎机粉碎，过筛，加入赤砂糖混匀，装棕色瓶中，干燥保存。

功效主治：活血散结。主治扁平疣。

用法：将加工好的药粉分为20g一包。每日2次，每次1包（20g），饭后1小时吞服，10日为1个疗程。

［浙江中医杂志，2006，41（2）：90］

57. 加味五味消毒饮

配方：金银花　蒲公英　菊花　夏枯草　紫花地丁　苦参　地肤子　百部各6g　薄荷　甘草各3g

制法：汤剂。

功效主治：清热祛湿。主治小儿尿布皮炎。

用法：每日1剂，水煎口服，复渣外洗，用药4天后判效。

［中医研究，2006，19（2）：22］

58. 苍术除霉汤

配方：制苍术　白术　丹皮　茯苓　泽泻　滑石　萆薢　地肤子　车前子各10g　薏苡仁15g　白芷　荆芥各6g　炒柴胡5g

制法：汤剂。

功效主治：清热解毒，除霉止痒。主治复发性外阴阴道假丝酵母菌病。

用法：每日1剂，7天为1个疗程。另可外用达克宁栓1枚，放入阴道深处。

［云南中医中药杂志，2006，27（1）：6］

59. 消平疣冲剂

配方：磁石　代赭石　煅牡蛎　板蓝根　薏苡仁　甘草各30g　桑叶　金银花　白芍各9g　红花6g

制法：各研极细粉，加工成颗粒剂，每包10g。

功效主治：活血化瘀，清热解毒。主治扁平疣。

用法：每日3次，每次1包冲服，连用1个月后判效。

[中国皮肤性病学杂志，2006，20（4）：216]

60. 玄参益面汤

配方：生地黄　白茅根　生石膏各30g　玄参　杭菊　知母　牛蒡子　荆芥　防风各9g　水牛角粉1g　金银花15g　升麻3g　甘草6g

制法：汤剂。

功效主治：清热燥湿，祛风止痒。主治颜面激素依赖性皮炎。

用法：每日1剂，1个月为1个疗程。

[中国中西医结合皮肤性病学杂志，2006，5（2）：110]

61. 健脾利湿汤

配方：金银花　牛蒡子　茯苓　苍术　白术　蛇床子各6g　薏苡仁　山楂各9g　黄柏　甘草各3g

制法：汤剂。

功效主治：清热利湿。主治儿童异位性皮炎。

用法：每日1剂，7天为1个疗程，3个疗程后判效。

[浙江中医杂志，2006，41（7）：392]

62. 湿疹三期经方

配方：一方：龙胆草　黄芩　苦参　苍术　萆薢　黄柏　茵陈各10g　丹皮　连翘各15g　金银花30g　生甘草5g

二方：苍术　白术　猪苓　山药　泽泻各15g　茯苓20g　生薏苡仁　徐长卿各30g　车前草　陈皮　茵陈各10g　生甘草5g

三方：生地黄　茯苓各30g　白芍　鸡血藤各15g　当归　白鲜皮　地肤子　萆薢　蛇床子　生甘草各10g　丹参20g

制法：汤剂。

功效主治：一方：清热利湿，凉血解毒，疏风止痒。主治湿疹急性期；

二方：健脾除湿，养血润肤，疏风止痒。主治湿疹亚急性期；

三方：养血疏风止痒，除湿润燥。主治湿疹慢性期。

外用：湿疹外用方（苦参 30g，黄柏、地榆、苍术、金银花各 20g，连翘 15g，煎汁）冷敷、外搽等。

[中华中医药学刊，2007，25（2）：379]

63. 血藤饮

配方：鸡血藤　茯苓　白术各 15g　芍药　当归各 12g　全蝎　皂角刺　川芎各 10g

制法：汤剂。

功效主治：活血化瘀，通络解毒。主治嗜酸性筋膜炎。

用法：每日 1 剂，3 个月为 1 个疗程，2 个疗程时观效。儿童及老年人用量酌减。

化裁法：发展期加生地黄 15g、丹参 9g、牡丹皮 10g；萎缩期加黄芪 25g、熟地黄 10g；病变在上肢者加桂枝 15g；在下肢者加川牛膝 25g。

[辽宁中医药杂志，2006，33（6）：691]

64. 凉血四根汤

配方：紫草根　茜草根　生地黄　丹参　赤芍　白芍　白鲜皮各 15g　板蓝根　白茅根各 20g　丹皮　当归　木瓜　牛膝各 10g

制法：汤剂。

功效主治：凉血化瘀，通络止血。主治色素性紫癜性皮肤病。

用法：每日 1 剂，煎成 600mL 左右，每日 3 次，每次 200mL，2 周为 1 个疗程。

[云南中医中药杂志，2007，28（5）：60]

65. 小儿止汗液

配方：太子参　白术各 10g　黄芪　煅龙骨　煅牡蛎各 15g　白芍 12g　浮小麦 18g　防风　桂枝　甘草各 6g

制法：汤剂。

功效主治：养血益阴，收敛止汗。主治儿童单纯性多汗症。

用法：每日 1 剂，7 天为 1 个疗程。

［辽宁中医杂志，2006，33（1）：70］

66. 尖疣灵汤

配方：龙胆草　泽泻各 12g　栀子　木通各 9g　黄芩　柴胡　车前子各 6g　生地黄 18g　当归 10g　甘草 3g

制法：汤剂。

功效主治：清热解毒，活血祛疣。主治尖锐湿疣。

用法：每日 1 剂，10 天为 1 个疗程，连续 2 个疗程。同时以鸦胆子研末调糊，外敷，每日 1 次，连用 7 天。

［皮肤病与性病，2007，29（2）：57］

67. 疥疮结节消

配方：全蝎　皂角刺　乌蛇肉各 6g　黄柏　羌活　荆芥　赤芍　牡丹皮　生甘草各 10g　苦参　白鲜皮　威灵仙　刺蒺藜　金银花　连翘各 15g　炒槐花 30g　黄连 5g

制法：汤剂。

功效主治：清热杀虫，祛风散结。主治顽固性疥疮结节。

用法：每日 1 剂，治疗 4 周后判效。同时以曲安奈德及利多卡因皮内封闭。

［中国中西医结合皮肤性病学杂志，2007，6（2）：97］

68. 结节痒疹康

配方：白花蛇舌草　白茅根　白鲜皮各 30g　紫草 19g　黄芩　金银花各 15g　黄连　黄柏　连翘　牡丹皮　地肤子　刺蒺藜　防风各 10g

制法：汤剂。

功效主治：清热活血，软坚散结。主治结节性痒疹。

用法：每日 1 剂，10 天为 1 个疗程，共 4 个疗程，并以中成药冰黄肤乐软膏封包治疗。

［中国皮肤性病学杂志，2007，21（3）：181］

69. 养血祛风汤

配方：熟地黄　当归　白芍各 12g　川芎　荆芥　防风　制首乌各 10g　丹参　黄芪各 15g　炙甘草 6g

制法：汤剂。

功效主治：养血祛风。主治老年性皮肤瘙痒症。

用法：每日 1 剂，连用 4 周后判效。

[中国医学文摘·皮肤科学，2008，25（2）：83]

70. 化浊宁肤汤

配方：薏苡仁　白花蛇舌草　白鲜皮　白茅根各 15g　荷叶　地肤子　赤芍　蜂房各 10g　浮萍 6g

制法：汤剂。

功效主治：清热解毒，化浊除疹。主治过敏性紫癜、口腔内扁平苔藓、天疱疮、手癣、结节性痒疹、带状疱疹、丹毒、类银屑病等。

用法：每日 1 剂，4 周为 1 个疗程。

[天津中医药，2007，24（3）：177]

71. 花草消毒汤

配方：金银花　蒲公英　白花蛇舌草　鱼腥草　甘草各 6g　苦参　萆薢各 10g　薏苡仁　黄芪各 18g　党参 12g　当归 15g

制法：汤剂。

功效主治：清热扶正，利湿除疹。主治生殖器疱疹。

用法：每日 1 剂，20 天为 1 个疗程。

[江西中医药，2007，38（5）：45]

72. 燥湿止痒汤

配方：党参　苦参　白鲜皮　车前子　怀山药　贯众各 15g　土茯苓　薏苡仁各 20g　白术　苍术　荆芥　黄柏各 10g　炙甘草 3g

制法：汤剂。

功效主治：清热燥湿，杀虫止痒。主治念珠菌性阴道炎。

用法：每日 1 剂，14 天为 1 个疗程。

外用：同时用止痒液（黄柏、苦参、野菊花各 20g，蛇床子、花椒各 10g，明矾 5g，煎水）熏洗外阴。

［江西中医药，2007，38（4）：35］

73. 掌跖脓疱病方

配方：连翘　白鲜皮　阿胶各 15g　牡丹皮　龙胆草　丹参　生地黄　赤芍　玄参　陈皮　茯苓　黄柏　苍术　砂仁各 10g　生薏苡仁　土茯苓各 30g　黄连 5g

制法：汤剂。

功效主治：清热解毒。主治掌跖脓疱病。

用法：每日 1 剂，治疗 4 周后判效。

［中国中西医结合皮肤性病学杂志，2007，6（4）：233］

74. 阿弗他溃疡饮

配方：生姜 30g　生黄芪　薏苡仁各 30g　白术　茯苓各 15g　当归 10g　陈皮　生甘草各 5g

制法：汤剂。

功效主治：温中健脾，散火渗湿。主治复发性阿弗他溃疡。

用法：每日 1 剂，7 天为 1 个疗程。

［辽宁中医杂志，2007，34（6）：789］

75. 消银方

配方：赤芍　丹皮　蚤休各 15g　生槐花　生薏苡仁　丹参各 30g　生地黄　白花蛇舌草　鸡血藤　沙参　麦冬各 20g

制法：汤剂。

功效主治：活血化瘀。主治银屑病（寻常型）。

用法：每日 1 剂，持续 1 个月。

［辽宁中医杂志，2007，34（6）：786］

76. 凉血四根汤

配方：紫草根 25g　茜草根　白茅根　板蓝根各 20g

制法：汤剂。

功效主治：清热凉血。主治银屑病（血热型）。

用法：每日 1 剂，治疗 1 个月。

[辽宁中医杂志，2006，33（11）：1433]

77. 狐惑汤

配方：知母 黄柏 生地黄 龙胆草 栀子各 15g 丹皮 赤芍 丹参 麦冬 黄芩 何首乌 枸杞子 金银花 当归 甘草各 20g 地骨皮 30g

制法：汤剂。

功效主治：养血补气，生津润肤。主治白塞病。

用法：每日 1 剂，1 月为 1 个疗程。

[中华中医药学刊，2008，26（5）：1118]

78. 白茅根汤

配方：白茅根 20～60g 生地黄 20～30g 仙鹤草 藕节炭 血余炭各 10g 三七 6g 大枣 10 枚

制法：汤剂。

功效主治：养血清热，止血褪斑。主治色素性紫癜性苔藓样皮炎。

用法：每日 1 剂，4 周为 1 个疗程。

外用：复方肝素钠乳膏。

[辽宁中医杂志，2007，34（2）：183]

79. 泻黄解毒汤

配方：藿香 石膏 金银花 连翘 蒲公英 紫草 紫花地丁各 10g 炒栀子 防风 赤芍 蝉蜕各 6g 板蓝根 12g

制法：汤剂。

功效主治：清热解毒。主治小儿手足口病。

用法：每日 1 剂，3 天为 1 个疗程，1 个疗程后判效。

[甘肃中医学院学报，2008，25（3）：40]

80. 治艾汤

配方：当归 川芎 蛇床子 苍耳子 牛蒡子 丹皮 防风 荆芥 甘草各 20g 生地黄 熟地黄各 30g 地肤子 苦参各 10g 黄柏 15g

制法：汤剂。

功效主治：养血活血，清热除湿。主治艾滋病。

用法：每日 1 剂，30 天为 1 个疗程。

化裁法：气虚者加生黄芪 30g；便秘者加火麻仁 15g；纳呆者加焦三仙（焦麦芽、焦山楂、焦神曲）、白术各 20g；腹泻者加葛根 20g、黄连 8g；瘀血者加桃仁、赤芍各 15g，红花 20g；痰湿者加苍术、薏苡仁、泽泻各 20g；瘙痒者去苦参、黄柏，加何首乌 20g。

[云南中医中药杂志，2008，29（11）：17]

81. 结痒汤

配方：当归　生地黄　桃仁　天冬　桔梗　茯苓　何首乌　当参各 10g　红花　乌梅　白鲜皮　玄参　远志　酸枣仁　柏子仁　三棱　莪术各 5g

制法：汤剂。

功效主治：活血化瘀，散结止痒。主治结节性痒疹。

用法：每日 1 剂，10 天为 1 个疗程，共 1~2 个疗程。

[皮肤病与性病，2008，30（3）：77]

82. 疱疹止痛灵煎剂

配方：栀子　龙胆草各 40g　柴胡 20g　大青叶 30g

制法：浓煎成 200mL 药汁，瓶装。

功效主治：清热解毒。主治带状疱疹后遗神经痛。

用法：每日 2 次，每次 100mL，10 天为 1 个疗程。

[辽宁中医药杂志，2009，36（1）：21]

83. 桂桃汤

配方：桂枝　桃仁　升麻　当归　茯苓　柴胡　川芎　甘草各 10g　黄芪党参　大枣各 30g　白术 15g　女贞子 20g

制法：汤剂。

功效主治：补中益气，温中散寒利湿。主治系统性红斑狼疮（SLE）。

用法：每日 1 剂，连服 2 月。

化裁法：脱发及关节疼痛者去柴胡，加熟附片 30g，桂枝增至 20g；脱发及关节疼痛改善时，去党参，加丹皮 12g，薏苡仁 30g，熟附片增至 60g。

［云南中医中药杂志，2009，30（3）：2］

84. 消痱化湿汤

配方：当归　白芍　生姜　山楂　鸡内金　白蒺藜各 50g　柴胡　茯苓　白术各 60g　焦栀子　青皮各 40g　薄荷　胡黄连　甘草各 20g

制法：各等分研极细粉，过 100 目筛，每袋 4g 分装，密封备用。

功效主治：清热祛风，凉血润燥。主治小儿湿疹。

用法：每日 2～3 次，每次 2～4g，2 周为 1 个疗程，2 个疗程后观效。

［中国医学文摘·皮肤科学，2009，26（5）：286］

85. 清心泻脾散

配方：黄连 3g　大黄 3g（后下）　　薄荷 6g（后下）　　栀子　甘草各 6g　黄芩　竹叶各 9g　连翘 10g　生石膏 20g（先煎）

制法：汤剂。

功效主治：清心泻脾。主治儿童疱疹性口炎。

用法：每日 1 剂，疗程 5 天。

外用：可外用云南白药。

［上海中医药杂志，2009，43（5）：46］

86. 解毒润燥汤

配方：连翘　防风　生地黄　紫草各 15g　赤芍　蝉蜕各 10g　大青叶 20g　甘草 10g

制法：汤剂。

功效主治：清热解毒，祛风润肤。主治玫瑰糠疹。

用法：每日 1 剂，10 天为 1 个疗程。

［中国中西医结合皮肤性病学杂志，2008，7（4）：239］

87. 甘露消毒汤

配方：黄芪　薏苡仁各 30g　牡蛎 30g（先煎）　　党参　连翘　射干　紫草　滑石　桔梗各 15g　炙穿山甲 10g（先煎）　　红花　丹皮　黄芩　香附各 10g　木通　甘草各 6g

制法：汤剂。

功效主治：活血化瘀，软坚散结。主治扁平疣。

用法：每日 1 剂，3 周为 1 个疗程。

［云南中医中药杂志，2009，30（7）：46］

88. 知母消银汤

配方：生地黄　丹皮　紫草各 15g　黄芩　知母　土茯苓各 20g　牛膝　鸡血藤　麦冬各 10g　生甘草 5g

制法：汤剂。

功效主治：清热解毒，和血凉血。主治红皮病型银屑病。

用法：2 日服 1 剂，每天 2 次，10 天为 1 个疗程。

［中国医学文摘·皮肤科学，2010，27（1）：8］

89. 二兰汤

配方：泽兰　佩兰　桃仁　丹参　赤芍　防风　白鲜皮各 15g　通草　牛膝　荆芥各 12g　滑石 30g　薏苡仁 10g　甘草 6g

制法：汤剂。

功效主治：清热燥湿，祛风止痒。主治慢性湿疹。

用法：每日 1 剂，内服和外用，15 天为 1 个疗程，2 个疗程后观效。

［现代中医药，2009，29（5）：41］

90. 抗慢敏煎

配方：柴胡　白芍　防风　连翘　丹皮　党参各 10g　蝉蜕　地龙　土茯苓各 20g　白鲜皮　黄芪各 15g　白术　当归各 8g　甘草 6g

制法：汤剂。

功效主治：祛风止痒。主治慢性荨麻疹。

用法：每日 1 剂，15 天为 1 个疗程，2 个疗程后判效。

［中华中医药学刊，2009，27（4）：1828］

91. 地黄牡丹饮

配方：生地黄 20g　牡丹皮　赤芍　白茅根各 15g　羚羊角粉 1g　水牛角粉 20g　大青叶　板蓝根　丹参　土茯苓　苦参　白鲜皮各 10g　白花蛇舌草　半枝

莲各 30g

制法：汤剂。

功效主治：清热凉血，祛风润燥。主治银屑病（风热血燥型）。

用法：每日 1 剂，30 天为 1 个疗程，连服 2 个疗程。

[中医研究，2009，22（6）：42]

92. 炮姜软皮汤

配方：炮姜 20g　鹿角霜　赤芍各 30g　白芥子　桃仁　土牛膝各 15g　麻黄　地龙各 10g　生黄芪 60g　当归 12g　红花 6g　蜈蚣 2 条

制法：汤剂。

功效主治：养血益气，活血通络。主治局限性硬皮病。

用法：每日 1 剂，30 天为 1 个疗程。

[云南中医中药杂志，2009，30（9）：12]

93. 黄疸瘙痒停

配方：生地黄　虎杖　茵陈　苍术各 15g　丹皮　赤芍　荆芥各 12g　红花　柴胡各 9g　苦参 15g　大黄 4g　甘草 10g

制法：汤剂。

功效主治：清热解毒。主治黄疸性瘙痒症。

用法：每日 1 剂，14 天为 1 个疗程。

[实用中医药杂志，2009，25（7）：467]

94. 消疣灵汤

配方：黄芪　板蓝根　丹参　薏苡仁　牡蛎　珍珠母各 30g　苦参　黄柏　当归　紫草各 15g　大青叶　莪术各 10g　木贼 6g

制法：汤剂。

功效主治：清热解毒利湿，活血通络散结。主治尖锐湿疣。

用法：每日 1 剂，二煎取汁 500mL，每日 2 次，每次 250mL；第 3 煎取汁 500mL，用纱布垫冷湿敷激光烧灼的疣部，可防止复发。

[中国医学文摘·皮肤科学，2010，27（2）：77]

95. 肌炎宁

配方：黄芪　党参　薏苡仁　牛膝各 15g　白术　茯苓　桃仁各 10g　红花 升麻　桔梗各 10g　甘草 6g

制法：汤剂。

功效主治：清热解毒，养血活血。主治多发性肌炎、皮肌炎。

用法：每日 1 剂，水煎 200mL，每次 100mL，每日 2 次，1 月为 1 个疗程。

[天津中医药，2009，26（3）：226]

96. 祛痒消斑方

配方：当归　茯苓　柴胡　白蒺藜　白鲜皮各 10g　川芎　白芷　枳壳各 12g　赤芍　丹参　黄芪　仙灵脾　焦山楂　车前子各 15g　炙甘草 6g

制法：汤剂。

功效主治：祛痒消斑。主治外阴白斑。

用法：每日 1 剂，10 天为 1 个疗程。

外用：配白斑外洗方（地肤子 30g，苦参、仙灵脾、紫草、茵陈、赤芍、艾 叶各 15g，蛇床子 25g，白花蛇舌草 20g）煎汁外洗。

[陕西中医学院学报，2009，32（4）：42]

97. 养阴活血汤

配方：生地黄　玄参　青葙子各 30g　五味子 15g　川芎 12g　生蒲黄 18g

制法：汤剂。

功效主治：养阴活血，生津润肤。主治干燥综合征。

用法：每日 1 剂，3 个月为 1 个疗程，2 个疗程后观效。

[辽宁中医药杂志，2009，96（9）：1588]

98. 静脉曲张饮

配方：黄芪　赤芍　丝瓜络　杜仲　川牛膝　熟地黄　生甘草各 20g　全蝎 地龙　红花各 5g

制法：汤剂。

功效主治：清热解毒，活血化瘀。主治下肢静脉曲张。

用法：每日 1 剂，10 天为 1 个疗程。

化裁法：浮肿者加熟附子9g；疼痛者加乳香、没药各6g；腰痛者加杜仲15g、川续断12g、仙茅9g。

外洗药（桃仁、红花、升麻、柴胡、枳壳、蒲公英、蛇床子、白鲜皮、皂角刺各20g，川牛膝、赤芍各15g，桑寄生30g）煎汁温泡患处。

[云南中医中药杂志，2009，30（10）：42]

99. 发绀症一服灵

配方：当归12g　桂枝9g　白芍20g　细辛3g　炙甘草10g　通草10g　大枣6枚　鸡血藤15g

制法：汤剂。

功效主治：养血活血，通络温经。主治手足发绀症。

用法：每日1剂，15天为1个疗程，治疗2个疗程。

[江西中医药，2009，40（12）：51]

100. 清热凉血汤

配方：土茯苓20g　金银花　草河车　白鲜皮各15g　丹皮　赤芍　槐花各10g　黄芩　北豆根各6g

制法：汤剂。

功效主治：清热凉血。主治寻常性银屑病。

用法：每日1剂，8周为1个疗程。外搽10%尿素软膏。

[中国医学文摘·皮肤科学，2010，27（5）：282]

第二节　固体制剂

［丸剂　片剂　胶囊剂　颗粒剂　散剂］

1. 地黄二陈散

配方：熟地黄　生地黄各80g　山茱萸　山药各40g　丹皮　茯苓　陈皮各30g　胆南星　法半夏　甘草　木香各20g　大黄9g　郁金25g

制法：各研极细末后混匀，每包10g装。

功效主治：清热化腐。主治复发性口疮。

用法：每日3次，每次1包，口服，10天为1个疗程，治疗1~3个疗程。

［新中医，2004，36（12）：47］

2. 银屑康丸

配方：生地黄　土茯苓各50g　凌霄花　酒大黄　乌梅　炮山甲各10g　紫草　苦参　乌蛇各20g　白鲜皮15g　牡蛎　人工牛黄各30g　蜈蚣2条

制法：各研极细末，制成水丸，每丸重6g，瓶装。

功效主治：活血祛风，除屑散疹。主治银屑病。

用法：每日3次，每次6g口服。

视病情配合：①银屑康外洗汤（蛇床子10g，地肤子30g，秦皮90g，葱根、蒜瓣、榆树枝、柳树枝、桑树枝、槐树枝、桃叶、石菖蒲各适量）水煎洗浴。

②银屑康酊剂（苦参30g，土槿皮15g，大枫子、露蜂房、白鲜皮、樟脑各10g，菝葜、槐花、斑蝥（去翅足）各20g，白酒浸泡2周）外用。1个月为1个疗程。

［实用中医药杂志，2005，21（2）：83］

3. 仙方消银片

配方：穿山甲　皂角刺　当归尾　赤芍　乳香　没药　天花粉　防风　白芷　浙贝母　漏芦各10g　金银花15g　陈皮　甘草各3g

制法：制成片剂，每片含生药1g。

功效主治：清热祛风，除屑消疹。主治寻常性银屑病。

用法：每日3次，每次6片，30天为1个疗程。

［中国麻风皮肤病杂志，2005，21（1）：13］

4. 消斑丸

配方：熟地黄　山茱萸　菟丝子　枸杞　丹参　川芎　白芍各150g　茯苓　赤芍各100g　白术　益母草　当归　香附　郁金各75g

制法：各研极细末混匀，炼蜜为丸，每丸重9g。

功效主治：养血益气，补益肝肾。主治黄褐斑。

用法：每日3次，每次9g，30天为1个疗程，连服2个疗程。

［实用中医药杂志，2005，21（3）：142］

5. 虫草河车胶囊

配方：冬虫夏草100g　草河车200g

制法：各研极细末，装胶囊，每粒重0.5g。

功效主治：养阴益肾。主治红斑性狼疮性肾炎。

用法：每日3次，每次4~6粒。共治疗6个月。

[新疆中医药，2005，23（4）48]

6. 消肿祛斑胶囊

配方：赤小豆　薏苡仁　黄芪　马齿苋各30g　益母草　泽兰　猪苓各20g　白术　白鲜皮　五加皮各15g　茯苓　川牛膝　木瓜　地肤子　续断　干姜　地龙各10g

制法：各研极细末，装成0.5g一粒胶囊。

功效主治：活血化瘀，清热解毒。主治下肢瘀血性皮炎。

用法：每日3次，每次5粒，饭后服用。

[新中医，2005，37（12）：68]

7. 祛疣颗粒剂

配方：红花　桃仁　夏枯草　香附各12g　薏苡仁45g　生牡蛎30g　大青叶　紫草各15g　柴胡10g　甘草9g

制法：制成颗粒剂，每袋30g装。

功效主治：清热解毒，活血祛疣。主治扁平疣。

用法：每日2次，每次1袋，4周为1个疗程，共治疗2个疗程，并外用喷昔洛韦软膏。

[中国中西医结合皮肤性病学杂志，2008，7（1）：46]

8. 冬藤散

配方：桃仁12g　红花　枳壳　牛膝各15g　川芎　赤芍各18g　当归　生地黄　延胡索　郁金　忍冬藤各20g　黄芪40g　全蝎9g

制法：各研极细末混匀，分装成3g一包。

功效主治：活血化瘀，通络解痛。主治带状疱疹后遗神经痛。

用法：每日3次，每次1包冲服，10天为1个疗程，宜配合针刺疗法。

[云南中医中药杂志，2008，29（6）：14]

9. 抗敏止痒颗粒

配方：黄芪　生地黄各15g　白术　紫草　牡丹皮　白鲜皮　莪术　徐长卿各12g　乌梅　五味子　荆芥　防风各9g　蝉衣8g　甘草6g

制法：制成颗粒剂，以上为1袋量。

功效主治：养血活血，祛风止痒。主治慢性荨麻疹。

用法：每日1袋，治疗4周后观效。

[中国中西医结合皮肤性病学杂志，2009，8（2）：97]

10. 补肾生发丸

配方：制何首乌200g　黑芝麻　熟地黄　山药　山茱萸各150g　女贞子墨旱莲　牡丹皮　枸杞子　当归　川芎各120g　炒水蛭　土鳖虫　盐泽泻　黄精各100g　甘草80g

制法：上药共研极细末，水泛为丸，每丸重3g。

功效主治：补肾益肝。主治斑秃。

用法：每日3次，每次12~15g（4~5粒），1个月为1个疗程。

[湖北中医杂志，2011，33（1）：57]

第三节　其他制剂

1. 复方甘草甜素注射液

配方：甘草提取物

制法：注射剂。

功效主治：清热除湿，通络消疹。主治异位性皮炎。

用法：取双侧足三里、血海、神门等穴，在穴位用碘伏消毒后，用注射器吸收针液4mL，快速刺入穴位，患者产生酸胀痛感后缓缓注入，每个穴位注入0.5mL，每天1次，10次为1个疗程，休息5天后再连续2个疗程。

[上海针灸杂志，2004，23（6）：25]

2. 黄芪注射液

配方：黄芪提取物

制法：注射剂。

功效主治：清热养血，祛风止痒。主治慢性荨麻疹。

用法：黄芪注射液 40mL 加入 5% 葡萄糖注射液 250mL，静脉滴注，每天 1 次，7 天为 1 个疗程，1~4 天即可。治疗中注意防止药物过敏反应等。

[云南中医中药杂志，2005，26（6）：14]

3. 复方苦参注射液

配方：苦参、当归等提取物

制法：注射剂。

功效主治：清热燥湿，祛风止痒。主治寻常性银屑病。

用法：每次 4mL，肌注，每天 1 次，平均用药时间为 10~30 天。

[实用中医药杂志，2006，22（12）：740]

4. 复方丹参注射液

配方：丹参、降香

制法：针剂。

功效主治：活血祛瘀，理气去屑。主治银屑病、硬皮病、瘙痒症、慢性荨麻疹、慢性湿疹等。

用法：每日 1~2 次，每次 2mL，肌注。或静脉滴注用药。

（《皮肤病国家基本药物与新特药手册》）

5. 薄芝注射液

配方：薄盖灵芝

制法：针剂。

功效主治：培本养正，滋补强壮。主治硬皮病、皮肌炎、红斑狼疮、斑秃等。

用法：每日 1 次，每次 4mL，肌注。或口服片剂。

（《皮肤病国家基本药物与新特药手册》）

第二章　皮肤病民间内用制剂

第一节　单味中草药制剂

1. 黄芪汤

配方：黄芪60g

制法：汤剂。

功效主治：养血强体。主治带状疱疹。

用法：每日1次，配合外涂酞丁安搽剂等，2周为1个疗程。

[现代中医药，2005，(1)：39]

2. 紫草煎

配方：紫草15~30g

制法：汤剂。

功效主治：清热凉血，透疹消斑。主治玫瑰糠疹。

用法：每日1剂，连续2周后判效。

[皮肤病与性病，2006，28（4）：28]

3. 中华沙棘油

配方：中华沙棘油粉压榨提取物。

制法：油剂。

功效主治：含多种氨基酸、维生素、矿物质等。提高人体免疫力，美容养颜。主治黄褐斑。

用法：早晚各服10mL，1个月为1个疗程，共3个疗程。月经不正常者加服桃红四物汤调经活血。

4. 番泻叶泡茶

配方：番泻叶30g

制法：开水泡服。

主治：泻热行滞。主治痤疮。

功效用法：每日1~2g，沸水冲泡后，每日服1~2次。共用12天。如配合美他环素0.2g，每日2次，疗效更佳。

5. 地龙片

配方：地龙1000g

制法：地龙研粉，加适量赋形剂，轧片，每片含生药0.3g。

功效主治：祛风潜镇。主治银屑病、荨麻疹等。

用法：成人每天2~3次，每次5片，温开水送服。

（《实用中医皮肤病学》）

6. 当归片

配方：当归1000g

制法：当归研粉，加适量赋形剂，轧片，每片含生药0.3g。

功效主治：养血祛风润燥。主治银屑病、慢性湿疹等。

用法：成人每天2~3次，每次5片，温开水送下。

（《实用中医皮肤病学》）

7. 苍耳草膏

配方：苍耳草不拘多少，于小暑节采取，连枝带叶，洗去泥土，切细晾干。

制法：上药加水煎煮2次，去渣滤净后再煎，浓缩为流膏，瓷瓶密贮。

功效主治：杀虫祛风。主治麻风病（眉毛脱落、皮肤紫斑、麻风痛痹等）。

用法：每服1匙，开水冲下，每日3次。

（《实用中医皮肤病学》）

8. 苁蓉片

配方：肉苁蓉 1000g

制法：上药研极细粉，加适量赋形剂，轧片，每片含生药 0.3g。

功效主治：补肾助阳。主治斑秃、色斑等。

用法：成人每日 2~3 次，每次 5 片，温开水送服。

（《实用中医皮肤病学》）

9. 独参汤

配方：人参 9~30g

制法：水煎取汁。

功效主治：大补元气。主治虚脱，如严重性皮肤病（结缔组织病、严重药疹等）后期。

用法：每日 1 剂，分 3~5 次饮服。

（《景岳全书》）

10. 黄芪片

配方：黄芪 1000g

制法：黄芪研细粉，加适量赋形剂，轧片，每片含生药 0.3g。

功效主治：养血补气。主治慢性湿疹、慢性荨麻疹等。

用法：成人每天 2~3 次，每次 5 片。

（《实用中医皮肤病学》）

第二节　皮肤病五方内用制剂

［单方　验方　偏方　奇方　秘方］

1. 清热方

配方：生地黄　生石膏　蒲公英各 20g　丹皮　金银花　野菊花各 10g　人中黄、人中白　制大黄各 6g

制法：汤剂。

功效主治：清热祛腐。主治小儿口腔溃疡。

用法：每日1剂。服药3~5天。

［江苏中医药，2004，25（10）：26］

2. 生发汤

配方：制首乌30g 茯苓 怀牛膝 当归 枸杞子 补骨脂 菟丝子 生地黄 丹参 泽泻各15g 川芎8g

制法：汤剂。

功效主治：养血生发。主治斑秃。

用法：每日1剂，连用45天。同时外用侧柏叶酊剂。

［中医外治杂志，2004，13（5）：6］

3. 通脉活血方

配方：全蝎6g 蜈蚣2条 威灵仙20g 桂枝 地龙 红花各15g 乳香 没药各10g 鸡血藤30g。

制法：汤剂。

功效主治：活血解毒，通脉止痛。主治带状疱疹后遗神经痛。

用法：每日1剂，连服2~3周。

化裁法：热毒重者加黄柏、大黄、连翘、龙胆草；气滞者加柴胡、香附、延胡索；气虚者加党参、黄芪、当归。

［江西中医药，2005，36（2）：33］

4. 瓜蒌红花甘汤

配方：瓜蒌45~60g 红花3g（后下） 生甘草3~6g 板蓝根30g

制法：汤剂。

功效主治：清热消疹。主治带状疱疹。

用法：每日1剂，连用1~2周。

［新中医，2005，37（4）：79］

5. 治疣莪术汤

配方：黄芪 薏苡仁各15g 夏枯草 苦参 败酱草 山豆根 莪术 柴胡 紫草 白术 地肤子 防风各10g 蝉蜕6g 寒水石30g

制法：汤剂。

功效主治：清热退疣。主治扁平疣。

用法：每日 1 剂，15 天为 1 个疗程，共治 2 个疗程。

［湖北中医药杂志，2005，27（3）：34］

6. 扁瘊灵

配方：板蓝根 大青叶 虎杖各 15g 生薏苡仁 30g 莪术 苍耳子 赤芍各 9g 生甘草 3g

制法：汤剂。

功效主治：清热散结。主治扁平疣。

用法：每日 1 剂，10 天为 1 个疗程。

外用：可外用扁瘊酊（紫草、赤芍、丹参、板蓝根、三棱、莪术、香附、夏枯草、红花各 15g，75% 酒精浸泡）。

［陕西中医学院学报，2005，28（1）：39］

7. 风疹汤

配方：金银花 生地黄各 12g 连翘 桑叶 竹叶 丹皮各 9g 牛蒡子 薄荷 赤芍 紫草各 6g 蝉衣 3g 板蓝根 生甘草各 10g

制法：汤剂。

功效主治：清热解毒。主治风疹。

用法：每日 1 剂，连用 5 天。

［皮肤病与性病，2004，26（4）：24］

8. 清热除湿饮

配方：土茯苓 苍术 泽泻 地肤子各 20g 黄柏 车前子 白鲜皮各 15g 黄连 6g 徐长卿 夜交藤各 30g 甘草 3g

制法：汤剂。

功效主治：清热燥湿。主治湿疹（湿热型）。

用法：每日 1 剂，连用 4 周。药渣水煎后可作冷敷，外搽。

［福建中医药，2005，36（1）：40］

9. 复方茯苓汤

配方：茯苓15g　泽泻　黄柏　栀子各9g　龙胆草4g　甘草6g

制法：汤剂。

功效主治：除湿止痒。主治湿疹。

用法：每日1剂，连服1~2周。

[皮肤病与性病，2004，26（4）：23]

10. 过敏煎

配方：五味子　荆芥　防风各15g　乌梅　生甘草各6g　银柴胡　苦参　白鲜皮　生地黄　黄芩　黄柏　玄参　知母各10g

制法：汤剂。

功效主治：养血强体，祛风止痒。主治顽固性荨麻疹。

用法：每日1剂，5天为1个疗程。

[辽宁中医杂志，2005，32（2）：127]

11. 凉血消银汤

配方：水牛角片　生地黄　生槐花　金银花　白鲜皮　白茅根各30g　赤芍　牡丹皮　紫草各15g　丹参20g

制法：汤剂。

功效主治：清热凉血。主治寻常性银屑病。

用法：每日1剂，1个月为1个疗程，连用1~2个疗程后判效。

[中医研究，2005，18（1）：46]

12. 仙草饮

配方：银花炭25g　水牛角40g　生地黄25g　赤芍　丹皮　茜草根　紫草根　槐米各15g　板蓝根20g　仙鹤草30g　甘草10g

制法：汤剂。

功效主治：清热解毒，凉血止血。主治过敏性紫癜。

用法：每日1剂，14天为1个疗程，服用2~3个疗程。

化裁法：咽痛者加大青叶、山豆根各15g；膝痛者加牛膝、秦艽各10g；腹痛者加广木香10g、白芍15g；气虚者加黄芪20g、当归10g；血尿者加白茅根

30g、黄芪 20g、山药 15g。

［中医药信息，2005，22（2）：47］

13. 通痹汤

配方：柴胡　香附　肉桂　川芎　枳壳各 10g　白芍 30g　桂枝 20g　穿山甲 6g　蜈蚣 1 条。

制法：汤剂。

功效主治：养血祛寒，活血通络。主治雷诺病。

用法：每日 1 剂，6 天为 1 个疗程。

［实用中医药杂志，2005，21（3）：141］

14. 加味养营疏风汤

配方：当归　生地黄　赤芍　白芍　地锦草　地骨皮各 12g　桑白皮　红花各 6g　玳瑁 15g　白鲜皮　生甘草各 10g

制法：汤剂。

功效主治：养营疏风，滋阴健脾。主治过敏性紫癜。

用法：每日 1 剂，6 天为 1 个疗程。

［新中医，2005，37（6）：71］

15. 糖尿病瘙痒两方宁

配方：一方（单纯证）：熟地黄　鸡血藤各 20g　何首乌　白芍　白蒺藜　地肤子各 15g　北沙参 12g　丹参 20g　防风 10g　龙胆草 6g

二方（霉菌证）：萆薢　苍术　地肤子　白鲜皮各 15g　薏苡仁 30g　苦参　泽泻各 12g　丹皮　黄柏各 10g　徐长卿 12g

制法：汤剂。

功效主治：活血祛风，杀霉止痒。主治糖尿病皮肤瘙痒症。

用法：每日 1 剂，30 天为 1 个疗程。

外用：可配外洗方（苦参、百部、蛇床子、黄精、广藿香，绵茵陈各 30g）煎洗。

［中医药学刊，2005，23（4）：762］

16. 金花灵

配方：金银花　青天葵　徐长卿各 10g　蒲公英　生地黄　薏苡仁各 15g 滑石 12g　赤芍　苍术各 8g　蝉蜕 6g。

制法：汤剂。

功效主治：清热解毒。主治小儿水痘。

用法：每日 1 剂，1 周为 1 个疗程。

外用：外洗时上药渣加入苦参 30g、黄连 10g、蛇床子 20g，煎水熏洗或泡浴。

[新中医，2005，37（7）：77]

17. 消疣灵汤

配方：板蓝根　大青叶　生牡蛎　马齿苋各 30g　生薏苡仁 40g　紫草　丹参各 15g　生龙骨 20g　赤芍 10g

制法：汤剂。

功效主治：清热散结。主治扁平疣、尖锐湿疣等。

用法：每日 1 剂，连用 3～6 周。

[皮肤病与性病，2005，27（1）：28]

18. 双白煎

配方：生地黄 25g　黄柏　当归　白鲜皮　白术　防风各 15g　黄芩　栀子苦参　茯苓　泽泻　甘草各 10g。

制法：汤剂。

功效主治：清热燥湿，祛风止痒。主治慢性湿疹。

用法：每日 1 剂，3 周为 1 个疗程。

外用：同时外用去炎松（曲安西龙）尿素软膏外涂。

[辽宁中医杂志，2005，32（2）：144]

19. 健脾化湿汤

配方：猪苓　茯苓　泽泻　白术　白鲜皮各 15～30g　荆芥穗　防风各 15g 甘草 6～10g

制法：汤剂。

功效主治：健脾化湿，祛风止痒。主治慢性荨麻疹。

用法：每日 1 剂，15 天为 1 个疗程。

［中医药学刊，2005，23（7）：1346］

20. 消银汤

配方：白花蛇舌草　大青叶　金银花　生地黄　黄芪　丹参　白鲜皮各 30g　土茯苓　黄连　甘草　紫草　赤芍　乌蛇肉各 15g　生槐花　当归　苦参各 10g　大枣 10 枚

制法：汤剂。

功效主治：清热凉血，祛风消疹。主治银屑病。

用法：每日 1 剂，1 个月为 1 个疗程。

［中医药学刊，2005，23（6）：1155］

21. 宁神止痒汤

配方：酸枣仁　柏子仁　合欢皮各 15g　远志　黄连各 6g　夜交藤　龙骨各 30g　蝉衣 10g　当归　防风各 12g

制法：汤剂。

功效主治：养血安神，祛风止痒。主治老年性皮肤瘙痒症。

用法：每日 1 剂，7 天为 1 个疗程。

［实用中医药杂志，2005，21（6）：348］

22. 珍珠止痛灵

配方：柴胡　延胡索各 12g　当归　全蝎各 5g　白芍 20g　田七粉 15g　珍珠母　生牡蛎各 30g　川楝子 15g

制法：汤剂。

功效主治：疏肝理气，通络止痛。主治中老年带状疱疹后遗神经痛。

用法：每日 1 剂，10 天为 1 个疗程。也可局部应用激光照射。

［中国中西医结合皮肤性病学杂志，2005，4（1）：39］

23. 蓝根银花汤

配方：板蓝根 30g　金银花　白鲜皮　地肤子　土茯苓各 21g　炒槐米　生地黄　牡丹皮　赤芍　紫草　丹参各 15g　甘草 6g

制法：汤剂。

功效主治：清热凉血。主治银屑病（寻常型、进行期）

用法：每日 1 剂，共用药 8 周。

［中国麻风皮肤病杂志，2005，21（11）：896］

24. 麦冬口舒灵

配方：知母　黄柏　玄参　麦冬　丹皮　柴胡　五味子各 10g　当归　白芍　川芎　熟地黄各 20g

制法：汤剂。

功效主治：清热解毒，生津润燥。主治复发性口疮。

用法：每日 1 剂，用药 6~14 天。

［江西中医药，2005，36（2）：32］

25. 黄菊紫癜宁

配方：水牛角 30g　生地黄　金银花　丹参各 15g　丹皮　黄芪　菊花各 10g　三七 5g

制法：汤剂。

功效主治：凉血解毒，化瘀止血。主治过敏性紫癜。

用法：每日 1 剂，治疗 15 天后判效。

化裁法：色暗者加黄芩、黄连；膝肿者加桑叶、牛膝；呕吐者加木香、竹茹；血尿者加白茅根、旱莲草。

［湖北中医杂志，2005，27（10）：40］

26. 葛根透疹汤

配方：葛根　蝉蜕各 10g　升麻 5g　赤芍 8g　白附子　当归　川芎各 15g　僵蚕　红花　白芷各 12g　全蝎 5g　蜈蚣 2 条　防风 9g　甘草 6g

制法：汤剂。

功效主治：清热解毒，散瘀止痛。主治耳部带状疱疹。

用法：每日 1 剂，7 天为 1 个疗程，治疗 2~3 个疗程。可配合针刺疗法。

［中医药学刊，2006，24（1）：76］

27. 黄连消风汤

配方：黄连　紫草　白鲜皮　僵蚕　丹皮　赤芍各5g　大青叶　土茯苓　蝉蜕各8g　全蝎3g　蜈蚣1条

制法：汤剂。

功效主治：清热利湿。主治婴幼儿湿疹。

用法：每日1剂，12天为1个疗程。

外用：外涂30%氧化锌油剂。

[新中医，2006，38（2）：84]

28. 祛风汤

配方：荆芥　防风　浮萍　蝉衣　丹皮　知母各10g　牛蒡子　皂角刺　金银花各12g　生地黄　连翘　白茅根各15g

制法：汤剂。

功效主治：清热利湿，祛风止痒。主治接触性皮炎。

用法：每日1剂，7天为1个疗程。

外用：可配合1%甘草水冷敷，外用10%氧化锌软膏。

[新疆中医药，2005，23（6）：15]

29. 祛银方

配方：丹参　白花蛇舌草各30g　鸡血藤15g　当归　虎杖各10g　红花　莪术　川芎各5g　赤芍　生地黄　丹皮　苦参各12g

制法：汤剂。

功效主治：活血化瘀。主治银屑病。

用法：每日1剂，4周为1个疗程，连续治疗2个疗程。

[实用中医药杂志，2006，22（2）：70]

30. 口内苔藓灵

配方：南沙参　薏苡仁　银花藤　野菊花藤　白花蛇舌草各30g　淡竹叶　白术　山药　白扁豆　鹿衔草　谷芽各15g　连翘10g

制法：汤剂。

功效主治：清热燥湿，活血化瘀。主治口腔内扁平苔藓。

用法：每日 1 剂，1 个月为 1 个疗程，3 个疗程后判效。

［实用中医药杂志，2006，22（1）：15］

31. 润肤止痒汤

配方：当归　何首乌　防风　秦艽各 15g　白芍　川芎　熟地黄　甘草　荆芥各 10g　黄芪 20g　白鲜皮　刺蒺藜各 30g

制法：汤剂。

功效主治：养血润肤，祛风止痒。主治老年性皮肤瘙痒症。

用法：每日 1 剂，2 周为 1 个疗程。

［中国中西医结合皮肤性病学杂志，2005，4（3）：186］

32. 茯苓治梅饮

配方：土茯苓 50g　紫花地丁　金银花　白鲜皮　甘草各 10g　白花蛇舌草　百部　野菊花各 20g。

制法：汤剂。

功效主治：清热解毒，杀虫除邪。主治梅毒。

用法：每日 1 剂，连服 30 剂，以后月初服 7 剂，每日 1 剂，半年后停药。开始可配合苄星青霉素 240 万 U，分两侧臀部肌注，每周 1 次，连用 3 周。

［新中医，2006，38（2）：58］

33. 蛇丹解毒汤

配方：龙胆草　栀子　柴胡各 10g　板蓝根 30g　紫草　丹参　白芍各 20g　甘草 50g

制法：汤剂。

功效主治：清热止痛。主治带状疱疹。

用法：每日 1 剂，连用 7 天后判效。

［皮肤病与性病，2005，27（3）：22］

34. 葵子汤

配方：天葵子　金银花　紫花地丁　蒲公英　野菊花各 15g　栀子　土茯苓各 10g　黄柏　苍术　怀牛膝　丹皮　地肤子各 12g　薏苡仁 20g　白鲜皮 30g

制法：汤剂。

功效主治：清热燥湿。主治慢性湿疹。

用法：每日 1 剂，3 周为 1 个疗程。

[湖北中医杂志，2006，28（2）：30]

35. 红枣止痒汤

配方：红枣 5 枚　怀山药　当归　何首乌各 20g　白术　白芍各 15g

制法：汤剂。

功效主治：养血健脾。主治慢性荨麻疹。

用法：每日 1 剂，1 个月为 1 个疗程。

[江西中医药，2005，36（2）：26]

36. 黄芪消疹饮

配方：黄芪 15g　桂枝　防风　白术　白芍　五味子各 9g　益母草 10g　细辛 3g　炙甘草 6g

制法：汤剂。

功效主治：养血温络。主治获得性寒冷性荨麻疹。

用法：每日 1 剂，5 天为 1 个疗程。

[福建中医药，2006，37（1）：40]

37. 天疱疮灵汤

配方：土茯苓　生地黄　黄芪各 30g　绵茵陈 15g　黄芩　栀子　枳壳　白术　大黄　金银花　牡丹皮　赤芍　玄参　泽泻各 12g　甘草　竹叶各 6g

制法：汤剂。

功效主治：清热解毒，健脾化湿，凉血清心。主治天疱疮。

用法：每天 1 剂，1 个月为 1 个疗程。

外用：同时给予中药浸泡（银花藤、地榆、苦参、千里光、黄柏、土茯苓各 120g，五倍子 40g，蒲公英 80g）。

[广西中医药，2006，29（1）：42]

38. 五草止血合剂

配方：紫草　赤芍　牡丹皮　陈皮　生甘草　当归各 10g　生地黄 30g　旱莲草　女贞子　茜草　党参各 20g　白茅根　黄芪　白术　仙鹤草　肉苁蓉　淫

羊藿各 15g

制法：煎成 450mL，按 3 袋分装，每袋 150mL。

功效主治：养阴清热，凉血止血。主治难治性特发性血小板减少性紫癜。

用法：每日 1 剂，每天 3 次，每次 1 袋口服。共治疗 2 个月。

［中医药学刊，2006，24（3）：565］

39. 润燥解毒汤

配方：石斛　炙龟甲　蛇莓各 30g　北沙参 15g　麦冬　白芍各 12g　玉竹
枸杞子　山萸肉　凌霄花　紫菀各 9g　五味子　乌梅各 6g　生甘草 5g

制法：汤剂。

功效主治：清热解毒，生津润燥。主治干燥综合征。

用法：每日 1 剂，4 周为 1 个疗程，共治疗 3 个疗程。

［上海中医药杂志，2006，40（3）：13］

40. 桃红苦参汤

配方：生地黄 20g　当归　白芍各 12g　川芎 10g　香红花　白鲜皮各 15g
桃仁 8g　苦参 6g

制法：汤剂。

功效主治：清热除湿。主治湿疹。

用法：每日 1 剂，1 周为 1 个疗程，3 周后判效。

［湖南中医杂志，2006，22（2）：50］

41. 凉血祛银汤

配方：荆芥　防风　牡丹皮各 12g　蝉衣　赤芍各 10g　白花蛇舌草　槐花
各 15g　鱼腥草　生地黄各 20g　黄芩 10g　红花　凌霄花各 6g

制法：汤剂。

功效主治：清热凉血。主治寻常性银屑病。

用法：每日 1 剂，1 个月为 1 个疗程，2 个月后判效。

［中国中西医结合皮肤性病学杂志，2006，5（1）：36］

42. 肤康合剂

配方：牡丹皮　柴胡　槐花　夏枯草各 10g　黄芩　白鲜皮各 16g　土茯苓

蒲公英　山楂　石膏各30g　桔梗6g　白花蛇舌草20g　赤芍30g

制法：汤剂

功效主治：清热祛脂。主治脂溢性皮炎。

用法：每日1剂，连用28天后观效。

[中国中西医结合皮肤性病学杂志，2006，5（1）：35]

43. 祛脂化瘤汤

配方：生牡蛎30g（先煎）　蛇六谷30g（先煎）　泽泻　决明子　生山楂各20g　茯苓　山慈菇　夏枯草　丹参各15g　白术　香附　郁金　川牛膝　王不留行　炙鸡内金各10g

制法：汤剂。

功效主治：活血化瘀，软坚散结。主治皮下脂肪瘤。

用法：每日1剂，4周为1个疗程，2~3个疗程后观效。

化裁法：痰湿偏盛者加半夏、陈皮、厚朴；湿热甚者加黄芩、蒲公英；肝郁气滞者加柴胡、白芍、枳壳；血瘀明显者酌情选用三棱、莪术、桃仁、红花、当归、赤芍、炮山甲、水蛭之类。

[浙江中医杂志，2006，41（4）：223]

44. 麦液地黄汤

配方：山药　生地黄　麦冬　石斛　白芍　玉竹　当归　丹皮　知母　茯苓泽泻　川芎各15g　山茱萸　百合各10g

制法：汤剂。

功效主治：清热活血，生津润肤。主治干燥综合征。

用法：每日1剂，20天为1个疗程，用药最长10个月，最短4个月，平均6个月。

[中医药学刊，2006，24（24）：266]

45. 燥疣汤

配方：板蓝根　大青叶　马齿苋　薏苡仁各30g　紫草根15g　赤芍　香附穿山甲　红花　木贼各10g。

制法：汤剂。

功效主治：清热解毒，化瘀散结。主治尖锐湿疣。

用法：每日 1 剂，头煎内服，二煎外洗，共用 21 天。

［中国中西医结合皮肤性病学杂志，2006，5（1）：31］

46. 荨麻疹汤

配方：黄芪、玄参　佛耳草各 15g　白术　乌梅　金银花　防风　生槐花　牡丹皮　丹参　苦参各 10g　生甘草 5g。

制法：汤剂。

功效主治：养血祛风，活血止痒。主治荨麻疹。

用法：每日 1 剂，4 周为 1 个疗程。

［上海中医药杂志，2006，40（6）：46］

47. 银屑病汤

配方：生地黄　马齿苋各 15g　紫草根　茜草　丹皮　丹参　赤芍各 10g　白茅根　白鲜皮各 30g

制法：汤剂。

功效主治：清热凉血。主治银屑病（血热型、进行期）。

用法：每日 1 剂，1 周为 1 个疗程，经 8 个疗程后观效。

［北京中医，2005，24（5）：301］

48. 脱敏止痒汤

配方：麻黄 10g　生石膏 30g　甘草　生姜　白术　荆芥　防风各 10g　蝉蜕 12g　苦参　连翘　赤小豆　凤眼草　白蒺藜各 20g

制法：汤剂。

功效主治：疏风宣肺，清热利湿，解毒散瘀，脱敏止痒。主治变态反应性皮肤病。

用法：每日 1 剂。

化裁法：痒甚者加生首乌、白蒺藜；渗液者加黄柏、苦参；血热者加丹皮、紫草；便秘者加枳壳、玉片。

［辽宁中医杂志，2006，33（8）：930］

49. 人工荨消汤

配方：黄芩　连翘　大青叶　荆芥　防风　浮萍各10g　蝉衣　白蒺藜　当归　赤芍各10g

制法：汤剂。

功效主治：凉血疏风。主治人工性荨麻疹

用法：每日1剂，半月为1个疗程，连续2个疗程后观效。

[中医药学刊，2006，24（10）：1817]

50. 加味消风散

配方：荆芥　防风　牛蒡子　苦参　大胡麻　蝉蜕　苍术各10g　生地黄　丹皮　当归　连翘各15g　生石膏　地肤子各20g　甘草6g

制法：汤剂。

功效主治：清热祛风。主治玫瑰糠疹。

用法：每日1剂，7天为1个疗程，2个疗程后判效。

外用：可配合中药熏蒸疗法。

[江西中医药，2006，37（6）：30]

51. 乌蛇蝉蜕汤

配方：乌梅20g　蝉蜕12g　桂枝　白芍各10g　炙甘草9g　生姜3g　大枣4枚

制法：汤剂。

功效主治：养血通脉，祛风止痒。主治荨麻疹。

用法：每日1剂，1周为1个疗程。

[实用中医药杂志，2007，23（2）：82]

52. 固表育阴汤

配方：炙黄芪　玄参　生龙骨　生牡蛎　浮小麦各30g　当归　生地黄　炙甘草各12g　知母9g　地骨皮10g

制法：汤剂。

功效主治：养血益气。主治老年性盗汗症。

用法：每日1剂，5天为1个疗程。

[实用中医药杂志，2006，22（12）：746]

53. 导赤汤加减方

配方：淡竹叶　生地黄　川木通　生甘草　柴胡　荆芥　连翘　赤芍　麦冬各9g　芦根　青蒿　大青叶各30g

制法：汤剂。

功效主治：清热解毒。主治小儿手足口病。

用法：水煎服，1岁以内每次服40mL，1岁以上每次服50～60mL，每日1次，1周为1个疗程。

［实用中医药杂志，2007，23（1）：10］

54. 清热养阴汤

配方：生地黄30g　蒲公英20g　生石膏15g（先煎）　金银花15g　青蒿桑白皮各12g　地骨皮10g　连翘　黄芩　玄参　麦冬各9g

制法：汤剂。

功效主治：清热养阴。主治颜面激素依赖性皮炎。

用法：每日1剂，口服及冷敷，疗程为3个月。

［上海中医药杂志，2007，41（3）：42］

55. 河柳桔梗饮

配方：西河柳　野菊花　赤芍各15g　桔梗　荆芥　蝉衣各6g　金银花　连翘　丹皮　丹参　苦参　浮萍　炒牛蒡子各10g　薏苡仁20g　土茯苓30g　白鲜皮9g

制法：汤剂。

功效主治：清热燥湿，活血祛风。主治特异性皮炎。

用法：每日1剂，连用2周。

［云南中医中药杂志，2007，28（3）：23］

56. 知母肛痒汤

配方：知母　生地黄　牛蒡子各10g　防风　蝉衣　苍术　苦参　当归各12g　黄柏　马齿苋　土茯苓　白鲜皮　蛇床子　蒲公英各12g

制法：汤剂。

功效主治：清热燥湿，祛风止痒。主治肛门瘙痒症。

用法：每日 1 剂，1 个月为 1 个疗程。上方前八味剂量加至 15g，后六味加至 18g，水煎，坐浴、外洗、外搽。

[新疆中医药，2007，25（1）：29]

57. 补阳还五汤加减

配方：黄芪 60g　当归　赤芍　川芎　党参各 15g　地龙　炙甘草　桃仁各 10g　红花 6g　丹参 20g　怀牛膝 12g

制法：汤剂。

功效主治：养血化瘀，通络散结。主治闭塞性动脉硬化症。

用法：口服。每日 1 剂。

外用：药渣煎汁浸泡患足，连治 2 个月后观效。

[中华中医药学刊，2006，25（3）：425]

58. 金花银花饮

配方：金银花　连翘　炙枇杷叶各 10g　蒲公英　野菊花各 15g　甘草 4g

制法：汤剂。

功效主治：清热泻火。主治面部痤疮。

用法：每日 1 剂，4 周为 1 个疗程，2 个疗程后判效。

[中华中医药学刊，2007，25（3）：434]

59. 祛痘汤

配方：羌活　防风　川芎　丹参　菊花　皂角刺　连翘　桑白皮　地骨皮　陈皮各 10g　薏苡仁 30g　夏枯草 20g

制法：汤剂。

功效主治：清热解毒，活血消痘。主治青年痤疮。

用法：每日 1 剂，3 周为 1 个疗程。

外用：亦可用本方装入布袋中煎煮熏蒸皮损处。

[甘肃中医学院学报，2006，23（6）：30]

60. 双冬老痒汤

配方：天冬　麦冬　生地黄　熟地黄　当归　鸡血藤　黄芪　防风各 10g　川芎 6g　何首乌藤　刺蒺藜各 15g

制法：汤剂。

功效主治：滋阴润燥，养血祛风。主治老年性瘙痒症。

用法：每日 1 剂，7 天为 1 个疗程，共服 3 个疗程。

[中华中医药学刊，2007，25（3）：632]

61. 复方紫花汤

配方：草薢 车前子各 12g 黄柏 薏苡仁 茯苓 金银花 紫花地丁各 15g 泽泻 牛膝 苍术各 10g

制法：汤剂。

功效主治：清热解毒。主治下肢丹毒。

用法：每日 1 剂，连服 10～15 剂。

[实用中医药杂志，2007，23（1）：310]

62. 汗疱康

配方：熟地黄 蒺藜各 20g 山药 山茱萸各 15g 茯苓 泽泻 丹皮各 9g 防风 浮小麦 麻黄根各 10g

制法：汤剂。

功效主治：养血燥湿，收敛止汗。主治汗疱疹。

用法：每日 1 剂，连用 10 天。

[中国皮肤性病学杂志，2007，21（4）：206]

63. 消银康

配方：水牛角粉 龙骨 紫荆皮各 20g 生地黄 30g 丹皮 僵蚕各 15g 甘草 6g

制法：凉血消风。主治银屑病。

用法：每日 1 剂，3 个月为 1 个疗程。

化裁法：斑红者加黄连 8g，黄芩、黄柏各 15g；屑多者加玄参 20g，麦冬、石斛、玉竹各 15g，花粉、女贞子各 30g；便干溏者加白术 10g，苦荞头、土茯苓、泡参各 30g，草决明 40g；眼差者加合欢皮 20g、珍珠母 15g；痒甚者加白蒺藜、蝉蜕各 15g，地肤子 20g；无汗者加冬桑叶 6g。

[江西中医药，2007，38（3）：9]

64. 过敏紫癜饮

配方：金银花　连翘　蒲公英　紫花地丁　紫草　生地黄　丹皮　丹参　荆芥　黄芪各 15g　赤芍　蝉蜕各 10g　防风 9g　土茯苓 30g　仙鹤草 12g　生甘草 6g

制法：汤剂。

功效主治：清热凉血，祛风散瘀。主治过敏性紫癜。

用法：每日 1 剂，7 天为 1 个疗程。

化裁法：关节痛者加秦艽、威灵仙、牛膝；腹痛者加生蒲黄、五灵脂、延胡索；便血者加槐花炭、地榆炭；血尿者加白茅根、旱莲草。

[湖北中医杂志，2007，29（2）：40]

65. 清颜汤

配方：蒲公英 30g　白花蛇舌草 20g　虎杖 15g　黄芩　野菊花　丹参各 10g

制法：汤剂。

功效主治：清热化结。主治寻常痤疮。

用法：每日 1 剂，4 周为 1 个疗程。

[上海中医药杂志，2007，41（6）：62]

66. 虚汗停

配方：黄芪　浮小麦各 15g　防风　白术　沙参　麦冬各 4g　地骨皮　桑白皮　太子参　五味子各 3g　煅龙骨　煅牡蛎 10g　甘草 2g

制法：汤剂。

功效主治：养血补气，收敛止汗。主治小儿多汗症。

用法：每日 1 剂，每周服 4 日停 3 日，然后再服下个疗程，疗程为 4 周。

[湖北中医杂志，2007，29（1）：38]

67. 地龙饮

配方：全蝎 2g　蜈蚣 2 条　地龙 10g　龙胆草 6g　栀子　黄芩各 9g

制法：汤剂。

功效主治：清热解毒，活血止痛。主治带状疱疹前期疼痛。

用法：每日 1 剂，2 周为 1 个疗程。

[实用中医药杂志，2007，23（8）：498]

68. 消疣汤

配方：磁石　代赭石　生牡蛎　地骨皮各30g　浙贝母　板蓝根各15g　红花3g　桃仁　牛膝　赤芍　黄柏各9g

制法：汤剂。

功效主治：软坚通络，清热镇痛。主治跖疣。

用法：每日1剂，3天为1个疗程。

[皮肤病与性病，29（2）：30]

69. 过敏煎剂

配方：柴胡　防风各15g　乌梅12g　五味子　甘草各6g　川芎　当归各9g

制法：汤剂。

功效主治：养血祛风。主治荨麻疹。

用法：每日1剂，10天为1个疗程。

化裁法：气虚者加黄芪9g、党参12g；血虚者加熟地黄、白芍各12g；气血两虚者加补气补血药；阴虚者加麦冬、天冬各10g，石斛12g；阳虚者加杜仲10g、补骨脂12g、附子6g（先煎）；痒剧者加地肤子10g、蝉蜕9g。

[云南中医中药杂志，2006，27（4）：25]

70. 元胡解痛汤

配方：黄芪　丹参各20g　党参　当归　川芎　白芍　香附　元胡（延胡索）各10g　乳香　没药各8g　全蝎3g

制法：汤剂。

功效主治：清热活血，通络去痛。主治带状疱疹神经痛。

用法：每日1剂，15天为1个疗程，共治疗2个疗程。

化裁法：发于头部者加白芷10g；腰部以下者加牛膝10g；上肢者加姜黄3g。

[江西中医药，2007，38（4）：50]

71. 通蝎汤

配方：通城虎6g　全蝎3g　小叶三点金　红背丝绸各15g　半边莲　东风菜各12g

制法：汤剂。

功效主治：清热解毒。主治带状疱疹后遗神经痛。

用法：每日 1 剂，10 天为 1 个疗程，共用 2 个疗程。

［广西中医药，2007，30（3）：23］

72. 麻黄汤

配方：麻黄 6g　白鲜皮　丹参各 15g　僵蚕　浮萍　杏仁　干姜皮　丹皮
陈皮各 10g

制法：汤剂。

功效主治：养血温经，祛风止痒。主治寒冷性荨麻疹。

用法：每日 1 剂，每日 2 次饮服，10 天为 1 个疗程。

［现代中医药，2007，27（6）：31］

73. 青蓝消银汤

配方：大青叶　板蓝根各 20g　黄芩　生地黄　知母　牡蛎　当归　赤芍
鸡血藤　金银花　茯苓各 15g　丹参　连翘　蚤休　防风　甘草各 10g

制法：汤剂。

功效主治：凉血活血。主治寻常性银屑病。

用法：每日 1 剂，30 天为 1 个疗程，2 个疗程后观效。

［天津中医药，2007，24（1）：54］

74. 玫瑰消饮

配方：防风　菊花　浮萍　连翘　苦参　白鲜皮　紫草　白茅根各 10g　丹
皮　生地黄　玄参　甘草各 15g

制法：汤剂。

功效主治：清热利湿，祛风止痒。主治玫瑰糠疹。

用法：每日 1 剂，3 周为 1 个疗程。

［江西中医药，2007，38（10）：32］

75. 增液汤

配方：玄参 18g　生地黄 15g　麦冬　女贞子各 12g　白芍　地骨皮各 10g

制法：汤剂。

功效主治：养血补气，增液生津。主治口腔干燥症。

用法：每日 1 剂，5 天为 1 个疗程。

化裁法：阴虚火旺者加知母、丹皮各 10g，便秘者重用玄参 30g、生地黄 24g。

[现代中医药，2007，27（5）：40]

76. 止癜汤

配方：熟地黄 20g 山茱萸 山药 泽泻 茯苓 丹皮 知母 黄柏 女贞子 旱莲草 当归 丹参 白芍各 10g 仙鹤草 30g

制法：汤剂。

功效主治：养血益脾，补气止血。主治慢性特发性血小板减少性紫癜。

用法：每日 1 剂，3 周为 1 个疗程。

[湖北中医杂志，2007，29（7）：29]

77. 扶正解毒汤

配方：黄芪 30g 白术 25g 龙胆草 10g 车前子 茵陈 蒲公英各 20g 泽泻 紫草 板蓝根 虎杖各 15g

制法：汤剂。

功效主治：清热解毒，扶正祛疱。主治复发性生殖器疱疹。

用法：每日 1 剂，30 天为 1 个疗程。

[中国中西医结合皮肤性病学杂志，2007，6（3）：165]

78. 六草汤

配方：黄柏 苦参 茯苓各 15g 金钱草 车前草 旱莲草 益母草 黄精 山药各 30g 苍术 12g 灯心草 甘草各 10g

制法：汤剂。

功效主治：清热解毒，杀菌止痒。主治生殖道衣原体感染。

用法：每日 1 剂，1 个月为 1 个疗程。

[实用中医药杂志，2007，23（9）：578]

79. 紫蓝汤

配方：紫草 20g 赤芍 红花各 15g 马齿苋 生薏苡仁 大青叶 板蓝根各 30g

制法：汤剂。

功效主治：清热除疣。主治扁平疣。

用法：每日1剂，10天为1个疗程，连用4个疗程。

［实用中医药杂志，2007，23（12）：786］

80. 宣肺扶阳汤

配方：麻黄　陈皮　制川乌　川芎　炙甘草　穿山甲（炮）各10g　桂枝15g　黑附片15g（先煎）　防风20g　肉苁蓉　生姜各30g

制法：汤剂。

功效主治：宣肺扶阳，活血止痛。主治关节型银屑病。

用法：每日1剂，8周为1个疗程。

［实用中医药杂志，2008，24（2）：93］

81. 扁平苔藓消

配方：金银花　黄芪　生地黄各20g　蒲公英　太子参各30g　黄芩　青蒿　玄参　牡丹皮各12g　制大黄9g　赤芍　白芍　当归　川芎各15g

制法：汤剂。

功效主治：活血化瘀，软坚消疹。主治扁平苔藓。

用法：每日1剂，共治疗1个月，可配合耳穴贴压。

［实用中医药杂志，2007，23（11）：706］

82. 多形红斑汤

配方：桂枝　赤芍　当归　羌活　防己　吴茱萸各10g　红花　制川乌　甘草　干姜各6g

制法：汤剂。

功效主治：养血补气，温经除寒。主治多形红斑。

用法：每日1剂，2周为1个疗程。干燥者外用复方炉甘石洗剂，糜烂者外用青黛散油剂。

［实用中医药杂志，2007，23（11）：699］

83. 益气养阴汤

配方：黄芪　何首乌　鸡血藤各30g　麦冬　生地黄　白术各20g　蝉蜕

防风　白蒺藜　白鲜皮　地肤子各 10g　甘草 6g

制法：汤剂。

功效主治：益气养阴。主治慢性荨麻疹。

用法：每日 1 剂，2 周为 1 个疗程，服药 2 个疗程。

[中国中西医结合皮肤性病学杂志，2008，7（1）：25]

84. 黄桂饮

配方：黄芪 45g　桂枝 20～30g　白芍　当归尾各 20g　荆芥　甘草各 15g
乳香　大枣　生姜各 10g　细辛 5g

制法：汤剂。

功效主治：养血祛风。主治慢性荨麻疹。

用法：每日 1 剂，7 天为 1 个疗程。

[云南中医中药杂志，2008，25（2）：27]

85. 速效消银散

配方：土茯苓 30g　丹皮　紫草　黄芩　生地黄　苦参　红花　水牛角粉
黄芪　当归　白鲜皮　金银花　半枝莲　白花蛇舌草　生何首乌　乌梢蛇各 10g
蜈蚣 3 条

制法：汤剂。

功效主治：清热养血。主治银屑病。

用法：每日 1 剂，30 天为 1 个疗程。

化裁法：血热型加金银花、紫草、蛇舌草、半枝莲用量至 20～25g；血燥型
加生地黄、丹皮、玄参、水牛角粉用量至 20～25g；血瘀者加当归、红花、何首
乌、黄芪用量至 20～25g。

[云南中医中药杂志，2008，49（11）：39]

86. 消疣清

配方：人参　防风各 15g　黄芪　柴胡　大青叶　板蓝根　土茯苓各 20g
生薏苡仁 30g

制法：汤剂。

功效主治：清热解毒，杀虫除疣。主治巨大型尖锐湿疣。

用法：每日 1 剂，4 周为 1 个疗程。

［中国麻风病皮肤病杂志，2008，24（8）：669］

87. 疱疹防发汤

配方：板蓝根　土茯苓　北沙参　薏苡仁各 20g　大青叶　丹皮　虎杖　玉竹　女贞子　柴胡各 10g　黄芪 30g　白术 10g

制法：汤剂。

功效主治：清热杀虫，活血消疹。主治男性复发性生殖器疱疹。

用法：每日 1 剂，连服 21 天。

［实用中医药杂志，2008，24（12）：78］

88. 壮药花参饮

配方：山鸡米 30g　金果榄　金钱风　黄花参各 15g　牛甘果 10g

制法：汤剂。

功效主治：补益养血，生津润燥。主治干燥综合征。

用法：每日 1 剂，连用 3 个月。

化裁法：兼血瘀者加党参；气虚者加牛大力、五指牛奶；热毒炽盛者重用山鸡米、金果榄。

［云南中医中药杂志，2009，30（3）：30］

89. 桂龙消玉汤

配方：桂枝　白芍　荆芥　防风　苦参　蝉衣　王不留行　益母草　茯苓各 10g　甘草　当归　炒白术各 6g　大枣 10 个　生龙骨　生牡蛎　生石膏各 20g　全蝎 3g　蜈蚣 2 条

制法：汤剂。

功效主治：养血祛风。主治慢性荨麻疹。

用法：每日 1 剂，4 周后判效。

［中国中西医结合皮肤性病学杂志，2008，7（4）：217］

90. 生青汤

配方：生地黄 20g　牡丹皮　牛蒡子　赤芍各 12g　丹参 15g　蝉衣　甘草各 10g　大青叶　板蓝根　紫草　白鲜皮　薏苡仁各 30g

制法：汤剂。每剂煎成 200mL，分 2 袋装。

功效主治：清热祛风。主治玫瑰糠疹。

用法：每日 2 次，每次 1 袋（100mL），3 周后观效。

[中华皮肤科杂志，2009，42（4）：274]

91. 黄芪甘草颗粒剂

配方：黄芪 20g　甘草 10g

制法：颗粒剂，以上为 1 包含量。

功效主治：养血补气。抗尖锐湿疣复发。

用法：每日 3 次，每次 1 包，30 天为 1 个疗程。

[中国艾滋病性病，2009，15（5）：537]

92. 疱疹Ⅰ、Ⅱ号方

配方：Ⅰ号方：龙胆草　泽泻　虎杖　紫草　板蓝根各 15g　生地黄　车前草　茵陈　蒲公英各 20g　柴胡　苍术　黄柏各 20g　甘草 5g

Ⅱ号方：知母　黄柏　泽泻各 12g　山药　熟地黄　黄芪　白术各 20g　茯苓　山茱萸　虎杖各 15g　淫羊藿 10g　甘草 6g

制法：汤剂。

功效主治：清热解毒。主治生殖器疱疹。

用法：每日 1 剂。前 10 天服Ⅰ号方，后 10 天服Ⅱ号方。

[福建中医药，2009，40（2）：30]

93. 疱疹汤一、二号

配方：一号：板蓝根　土茯苓　白花蛇舌草各 20g　大青叶 18g　薏苡仁 30g　柴胡 10g　黄柏 12g　甘草 5g

二号：黄芪 30g　制首乌　生薏苡仁　白花蛇舌草各 20g　苦参 12g　熟地黄　木贼各 15g　陈皮 10g

制法：汤剂。

功效主治：清热解毒，养血除疱。主治生殖器疱疹。

用法：急性期服一号，缓解期服二号，治疗 2 个月为 1 个疗程。

[湖北中医杂志，2009，31（8）：61]

94. 消痘汤

配方：金银花　连翘　大青叶各9~15g　蝉蜕3~6g　浙贝母　桔梗各6~9g　淡竹叶3~10g　甘草6g

制法：汤剂。

功效主治：清热解毒。主治小儿水痘。

用法：每日1剂，7天为1个疗程。

[实用中医药杂志，2010，26（1）：14]

95. 神经性皮炎汤

配方：川黄连3g　白蒺藜60g　灵磁石　生牡蛎各30g　红花　皂角刺　三棱　莪术　海藻　昆布各15g　全蝎5g　蜈蚣1条　益母草10g

制法：汤剂。

功效主治：养血祛风，软坚止痒。主治神经性皮炎。

用法：每日1剂，100天为1个疗程。

[现代中医药，2009，29（6）：29]

96. 酒渣样皮炎灵

配方：生地黄12g　赤芍　当归　牡丹皮　枇杷叶　桑白皮　黄芩　白花蛇舌草　夏枯草　牛膝各10g　百部15g　川芎　甘草各6g。

制法：汤剂。

功效主治：清热祛火，活血化瘀。主治酒渣样皮炎。

用法：每日1剂，60天为1个疗程。

[中医研究，2009，22（9）：37]

97. 乳没解痛方

配方：乳香　没药各6g　龙胆草　黄芪　栀子　柴胡　党参　黄芪各15g　生地黄20g

制法：汤剂。

功效主治：清热利湿。可减少带状疱疹后遗神经痛发生。

用法：每日1次，15天为1个疗程，观察2个疗程。

[江西中医药，2009，40（12）：47]

98. 黄芪赤风汤

配方：黄芪30g　赤芍　地肤子各15g　防风　炙甘草各10g　蝉蜕　徐长卿各12g

制法：汤剂。

功效主治：养血祛风。主治慢性顽固性荨麻疹。

用法：每日1剂，10天为1个疗程，治疗1~3个疗程。

[辽宁中医杂志，2009，36（10）：174]

99. 石斛饮

配方：石斛20g　红藤30g　生地黄20g　赤芍10g　玄参12g　丹皮10g　白花蛇舌草30g　黄芩12g　野菊花10g　生石膏30g　知母10g　芦根30g　北沙参15g　麦冬15g

制法：汤剂。

功效主治：养阴清热，解毒生津。主治干燥综合征。

用法：每日1剂。30天为1个疗程。

[中医研究，2010，23（2）：40]

100. 肛门白斑康

配方：熟地黄　丹皮　茯苓　制首乌各15g　山茱萸　泽泻　皂角刺各12g　山药　丹参各20g

制法：汤剂。

功效主治：养血补气，活血化瘀。主治肛门白斑。

用法：每日1剂，15天为1个疗程，治疗2~3个疗程。外洗方（苦参60g，大黄、荆芥、地肤子、大蒜各30g，水煎）熏洗、湿敷、外搽。

[实用中医药杂志，2010，26（2）：97]

第三章　皮肤美容内用制剂

第一节　常配内用制剂

1. 活血祛斑汤

配方：凌霄花　红花　柴胡　桃红　当归　白芍　白术　香附各 10g　益母草　茯苓各 15g　川芎 6g

制法：汤剂。

功效主治：活血祛斑。主治黄褐斑。

用法：每日 1 剂，3 周为 1 个疗程。同时每周倒膜 1 次。

[江西中医药，2004，35，(8)：26]

2. 解毒消斑饮

配方：金银花　连翘　丹皮　黄芩　蝉蜕　赤小豆各 10g　薄荷 6g　黑豆绿豆各 50g　甘草 6g

制法：汤剂。

功效主治：清热解毒。主治黄褐斑。

用法：每日 1 剂，10 天为 1 个疗程。

[甘肃中医学院学报，2004，21 (3)：28]

3. 美容祛斑汤

配方：白芷　白及　白附子　白芥子　白芍　白术　白鲜皮　桃仁　红花桔梗各 10g

制法：汤剂。

功效主治：养血祛斑。主治面部色素沉着斑。

用法：每日 1 剂，30 天为 1 个疗程，3 个疗程后判效。

化裁法：黄褐斑者加仙灵脾 10g；外伤引起者加参三七 3g。

4. 双藤生发汤

配方：鸡血藤　当归　熟地黄　生地黄各 15g　夜交藤 30g　何首乌　黑芝麻各 20g　侧柏叶　羌活　桑叶各 10g

制法：汤剂。

功效主治：养血生发。主治斑秃。

用法：每日 1 剂，可治疗 1～5 个月。同时配合强的松龙（泼尼松）2mL 加入 1% 普鲁卡因 4mL，斑秃内注射，每周 1 次，共用 3～4 次。

5. 消痤饮

配方：桑白皮　黄芩　连翘　黄柏　茵陈　丹皮　生甘草各 15g　金银花　山楂　丹参各 30g

制法：汤剂。

功效主治：清热益肺，去脂散疹。主治寻常痤疮。

用法：每日 1 剂，15 天为 1 个疗程，1～2 个疗程后判效。同时外敷"复方珍珠散"，大黄、白芷、白及、皂角刺各等量研细粉，再加等量珍珠层粉混匀，米醋调糊外敷患处。

6. 退斑汤加减

配方：柴胡 15g　香附　当归　川芎　僵蚕　白芷　白鲜皮各 10g　茯苓　白术　熟地黄各 20g　生地黄 30g　汉附子　甘草各 6g

制法：汤剂。

功效主治：养血褪色。主治黄褐斑。

用法：每日 1 剂，4 周为 1 个疗程。

7. 理气活血汤

配方：柴胡　当归　茯苓　莪术　红花　郁金　香附　丹皮各10g　白芍12g　益母草　白蒺藜各15g　川芎8g

制法：汤剂。

功效主治：理气活血。主治女性黄褐斑。

用法：每日1剂，经行则停止服药，3个月为1个疗程。

［福建中医药，2004，35（5）：42］

8. 贝甲汤

配方：浙贝母　连翘　丹参　夏枯草　瓜蒌各20g　穿山甲珠10g　土茯苓　薏苡仁　白花蛇舌草　菊花　生牡蛎各30g

制法：汤剂。

功效主治：清热散结。主治痤疮。

用法：每日1剂，1个月为1个疗程。显效后改用散剂口服。便秘者加大黄；血热者加牡丹皮、槐花。

［天津中医药，2004，21（6）：458］

9. 健脾散结汤

配方：山楂　薏苡仁各30g　白扁豆　茯苓各20g　莪术　法半夏　陈皮各15g　白术　砂仁　莲子　瓜蒌各10g　黄连　甘草各6g

制法：汤剂。

功效主治：健脾散结。主治痤疮（脾虚痰湿型）。

用法：每日1剂，1周为1个疗程，治疗1~4个疗程。

［新中医，2004，36（1）：45］

10. 痤疮煎

配方：野菊花　黄芩　连翘　当归　川芎　赤芍各15g　金银花30g　桔梗　牛膝各9g　甘草6g

制法：汤剂。

功效主治：清热祛脂，消痘美肤。主治寻常痤疮。

用法：每日1剂，7天为1个疗程，连续治疗2个疗程。也可外用洁面酊

（黄芩、苦参各 20g，大黄、黄柏、白附子、白芷各 15g，75% 酒精 100mL，浸泡 7 天后滤液，用棉签蘸液涂搽皮疹）。

［实用中医药杂志，2005，21（2）：84］

11. 桑椹饮

配方：桑椹　白蒺藜各 30g　何首乌　旱莲草各 20g　丹参　鸡血藤各 15g 红花　赤芍　补骨脂　白芷各 10g

制法：汤剂。

功效主治：活血增色。主治儿童白癜风。

用法：每日 1 剂，10 周为 1 个疗程。可配合梅花针叩刺白斑处。

［天津中医药，2005，22（1）：88］

12. 黄褐斑三型方

配方：①肝脾不调型：丹皮　炒栀子　炒柴胡　白术　当归　益母草各 15g 杭芍　茯苓　冬瓜仁各 30g　明玉竹 45g　薄荷 6g

②气虚血瘀型：生黄芪　赤芍　冬瓜仁各 30g　桃仁　当归　川芎　益母草 水蛭各 15g　红花 10g　明玉竹 45g

③肝肾阴虚型：熟地黄　山药　女贞子　夜交藤　冬瓜仁各 30g　山萸肉 丹皮　泽泻　茯苓　旱莲草　冬瓜仁各 30g　明玉竹 45g

制法：汤剂。

功效主治：益肝补肾，活血化瘀。主治黄褐斑。

用法：每日 1 剂，1 个月为 1 个疗程。

［云南中医中药杂志，2005，26（2）：20］

13. 山楂去痘康

配方：山楂　白花蛇舌草各 30g　薄荷 9g　当归　白芍　赤芍　红花　陈皮 各 10g

制法：汤剂。

功效主治：活血祛脂。主治痤疮。

用法：每日 1 剂，10 天为 1 个疗程，4 个疗程后判效。可外用去痘康膏（海普林 1 支，甲硝唑 10 片，丹参注射液 2 支混匀）。

［福建中医药，2005，36（1）：13］

14. 脱发四证辨治方

配方：①肝胆湿热证：龙胆草　车前子各 15g　栀子　黄芩　柴胡　泽泻
石菖蒲各 10g　当归 20g　木通　甘草各 6g　合欢皮　生地黄各 30g

②瘀血阻滞证：当归　夜交藤各 30g　生地黄 15g　桃仁　赤芍　柴胡　川
芎　桔梗各 10g　红花　枳壳各 6g　炒酸枣仁 20g

③肝肾阴虚证：当归　何首乌　枸杞　熟地黄各 15g　桃仁　红花　赤芍
柴胡　川芎　桔梗　菟丝子　补骨脂各 10g　旱莲草 20g

④气血虚弱证：党参　黄芪　女贞子　旱莲草各 20g　白术　川芎　炙甘草
各 10g　何首乌　白芍　当归　茯苓各 15g　熟地黄 25g

制法：汤剂。

功效主治：补肝益肾，养血益气。主治脱发症（斑秃、普秃、全秃、早秃、
脂秃等）。

用法：每日 1 剂，30 天为 1 个疗程。

［实用中医药杂志，2005，21（3）：13］

15. 祛斑美颜汤

配方：山茱萸　枸杞子　熟地黄各 15g　茯苓　牡丹皮　当归　柴胡　丹参
各 10g

制法：汤剂。

功效主治：滋阴养肝，活血祛斑。主治色素沉着斑。

用法：每日 1 剂，30 天为 1 个疗程。

（经验方）

16. 祛斑汤

配方：柴胡　当归　川芎　桑白皮各 12g　菟丝子　白茯苓　枸杞子各 15g
益母草　制首乌各 30g　丹参 20g　白芷 6g　白僵蚕 9g

制法：汤剂。

功效主治：养血通脉，活血祛色。主治黄褐斑。

用法：每日 1 剂，连服 28 天后判效。

［中国麻风皮肤病杂志，2005，21（7）：539］

17. 复方甘草饮

配方：甘草10g　生地黄　枳壳　丹参各15g　丹皮　泽泻　山药　山茱萸　牛膝　柴胡　当归　红花各6g

制法：汤剂。

功效主治：活血化瘀，养血祛斑。主治黄褐斑。

用法：每日1剂，1个月为1个疗程。

（经验方）

18. 红花美颜汤

配方：红花　川芎　桃仁　甘草各6g　生地黄　熟地黄　女贞子各15g　当归　白芍各10g　菟丝子　旱莲草各12g

制法：汤剂。

功效主治：益肾活血，通络消斑。主治黄褐斑、色素沉着斑等。

用法：每日1剂，1个月为1个疗程。共治疗3个疗程。

［实用中医药杂志，2005，21（9）：532］

19. 消雀斑方

配方：生黄芪　生山楂各30g　生地黄　玄参　麦冬　桑白皮各12g　炙麻黄10g　黄芩9g

制法：汤剂。

功效主治：益气养阴，清肺益胃。主治雀斑。

用法：每日1剂，3个月为1个疗程。头煎二煎口服，三煎外熏。

［上海中医药杂志，2005，39（8）：47］

20. 海藻康

配方：海藻　云苓　僵蚕　桔梗　玄参各10g　黄芩12g　白术　三菱　莪术各9g　夏枯草20g　丹参30g　白花蛇舌草15g

制法：汤剂。

功效主治：清热化结。主治重症痤疮。

用法：每日1剂，连用8周后判效。

［中国麻风皮肤病杂志，2005，21（7）：576］

21. 双菊双草饮

配方：金银花　野菊花　赤芍各15g　生薏苡仁30g　当归15g　紫草　苦参　夏枯草各10g　马齿苋30g　丹参　白花蛇舌草各15g

制法：汤剂。

功效主治：清热散结。主治寻常痤疮。

用法：每日1剂，4周为1个疗程，共用2个疗程。配合面膜疗法（野菊花、黄芩、黄连、蒲公英、连翘、丹参、夏枯草、白花蛇舌草等免煎颗粒各100g混匀，配20g药粉投入生石膏200g中应用）。

[中医药学刊，2005，23（8）：1513]

22. 养阴清热饮

配方：生地黄　玄参　桑白皮　黄芩　紫草各10g　白鲜皮　丹参各15g　甘草3g

制法：汤剂。

功效主治：清热养阴。主治面部激素依赖性皮炎。

用法：每日1剂，连服2个月为1个疗程。

[中国中西医结合皮肤性病学杂志，2005，4（3）：185]

23. 桃红圣愈祛斑汤

配方：桃仁　红花　白附子各12g　党参　黄芪　丹参　益母草各25g　当归　熟地黄　白芍各20g

制法：汤剂。

功效主治：养血补气，活血调经。主治妇女面部色素沉着斑。

用法：水煎服，于每月月经期第5天开始服用，每日1剂，7天为1个周期，5个周期为1个疗程。另配用桃花酒（桃花500g，浸入60°高粱酒2000mL中，浸泡15天后备用），每日睡前口服3~5mL，并点涂色斑处。

[江西中医药，2005，36（7）：39]

24. 牡丹菊花饮

配方：牡丹皮　丹参　蒲公英各15g　当归　野菊花15g　黄芩　红花各6g　枇杷叶1.5g

制法：汤剂。

功效主治：清热利脂，化瘀消痘。主治脓疱性痤疮。

用法：每日1剂。7天为1个疗程。

25. 白芷除褐汤

配方：白芷　川芎　猪苓　山茱萸各10g　丹参30g　当归15g　甘草5g

制法：汤剂。

功效主治：益肝补肾，活血除色。主治女性黄褐斑。

用法：每日1剂，30天为1个疗程，连用3个疗程。可配合面膜（当归、白及、白僵蚕、大黄各等分）疗法。

26. 女性除斑饮

配方：柴胡12g　郁金　当归　白芍　白术各10g　茯苓20g　枳壳　香附女贞子各10g　甘草5g

制法：汤剂。

功效主治：养血化瘀。主治女性黄褐斑。

用法：每日1剂，1个月为1个疗程，共治疗2个疗程。

27. 酒渣康灵汤

配方：桑白皮　枇杷叶　黄芩　虎杖　白花蛇舌草　赤芍各15g　薏苡仁20g　丹参30g　白芷　生山楂　红花各10g

制法：汤剂。

功效主治：清热通脉，活血化瘀。主治酒渣鼻。

用法：每日1剂，4周为1个疗程。可连用1~2个疗程。

28. 脂秃饮

配方：苍术　黄柏　牛膝　当归　苦参各10g　薏苡仁　女贞子　土茯苓旱莲草各30g　甘草各3g　三七粉3g（冲服）　何首乌　白鲜皮各15g

制法：汤剂。

功效主治：清热祛脂，养血生发。主治脂溢性脱发。

用法：每日 1 剂，15 天为 1 个疗程。

［实用中医药杂志，2005，21（12）：730］

29. 五白活血汤

配方：白僵蚕　桑白皮各 15g　白扁豆 20g　白附子　白芷　桃仁　柴胡　郁金　甘草各 9g　红花　赤芍　川芎各 10g　当归 12g

制法：汤剂。

功效主治：养血补气，化瘀褪斑。主治黄褐斑。

用法：每日 1 剂。10 天为 1 个疗程。

［皮肤病与性病，2005，27（4）：21］

30. 化斑汤

配方：生地黄　熟地黄各 15g　当归　玄参　泽泻各 12g　白芍　麦冬　土鳖虫　泽兰各 10g　红花 5g　黄柏 6g

制法：汤剂。

功效主治：益气调志，化瘀消斑。主治黄褐斑，

用法：每日 1 剂，1 个月为 1 个疗程，3 个疗程后判效。

［中国中西医结合皮肤性病学杂志，2006，5（2）：108］

31. 三黄固本汤

配方：黄芪 40g　太子参　当归　菟丝子各 20g　黄精　熟地黄　川芎　女贞子　枸杞子　山茱萸各 15g　橘络　桔梗各 10g

制法：汤剂。

功效主治：补肾填精，养血疏肝。主治黄褐斑等。

用法：每日 1 剂，4 周为 1 个疗程。可配合倒膜疗法。

［广西中医药，2006，29（2）：33］

32. 青年女性痤疮饮

配方：黄连 5g　当归　生地黄　败酱草　蒲公英　皂角刺各 15g　升麻 10g　丹皮　白芷　郁金各 12g

制法：汤剂。

功效主治：清热消痘。主治青年女性痤疮。

用法：每日 1 剂，21 天为 1 个疗程。

［新疆中医药，2006，24（3）：24］

33. 清痤方

配方：丹参　桑白皮　黄芩各 12g　金银花　丁香　生白术各 10g　枇杷叶　薏苡仁　生石膏　蒲公英　夏枯草各 15g　牛蒡子 8g　黄连　生甘草各 6g

制法：汤剂。

功效主治：疏肝活血，清热除痘。主治寻常性痤疮。

用法：每日 1 剂，每日 2 次口服，3 周为 1 个疗程。

［中国皮肤性病学杂志，2006，20（4）：249］

34. 斑秃灵

配方：何首乌　枸杞子　菟丝子　杜仲各 15g　黄精　丹参各 12g　熟地黄　川芎各 10g　鸡血藤 20g

制法：汤剂。

功效主治：补肾活血，祛风生发。主治斑秃。

用法：每日 1 剂，第一二煎内服，第三煎趁热外洗外敷。1 个月为 1 个疗程。

［福建中医药，2006，37（1）：34］

35. 黄褐斑汤 I 号

配方：珍珠 20g　白僵蚕　赤芍　当归各 12g　杭菊　白茯苓　益母草各 15g　桃仁 10g

制法：汤剂。

功效主治：养血除斑。主治黄褐斑。

用法：每日 1 剂，2 个月为 1 个疗程，连用 3 个疗程。

［皮肤病与性病，2006，28（1）：31］

36. 黄褐斑汤 II 号

配方：熟地黄 15～25g　山药　山萸肉各 15～20g　茯苓　菟丝子　肉苁蓉各 15g　丹皮　泽泻　川芎　桃仁　红花各 10g　当归 10～15g

制法：汤剂。

功效主治：养血散斑。主治黄褐斑。

用法：每日 1 剂，30 天为 1 个疗程，共治疗 2~3 个疗程。

[新疆中医药，2006，24（4）：50]

37. 复方消痘饮

配方：金银花　丹参　生槐花　土茯苓各 30g　生地黄 20g　赤芍　炒黄芩桃仁各 15g　紫花地丁　紫草根　红花各 10g　炒川连 5g

制法：汤剂。

功效主治：清热解毒，减脂消痘。主治寻常痤疮。

用法：每日 1 剂，10 天为 1 个疗程，连续治疗 3 个疗程后观效。药渣煎水可热敷。

[实用中医药杂志，2006，22（10）：622]

38. 褪斑饮

配方：柴胡　川楝子　山茱萸各 10g　白芍　丹参　当归　生黄芪　菟丝子各 15g　蝉蜕 3g　白芷 9g

制法：汤剂。

功效主治：养血补气，活血褪斑。主治黄褐斑。

用法：每日 1 剂，15 天为 1 个疗程，治疗 3 个疗程后观效。

化裁法：色深者加玫瑰花 6g、益母草 10g；气郁者加佛手、八月札各 10g；气血虚者加太子参 15g、鸡血藤 20g；阴虚内热者加枸杞子 10g、制首乌 20g；阳虚内寒者加补骨脂、巴戟天各 10g；肥胖湿重者加茯苓、薏苡仁各 10g。

[广西中医药，2006，29（5）：25]

39. 解郁祛斑汤

配方：女贞子 20g　旱莲草　柴胡各 15g　当归　白芍　丹皮　薄荷各 10g甘草 5g

制法：汤剂。

功效主治：清热解郁。主治黄褐斑。

用法：每日 1 剂，1 个月为 1 个疗程，连续服用 3 个疗程。

[湖北中医杂志，2006，28（7）：33]

40. 养阴清热汤

配方：女贞子 蒲公英 生山楂 旱莲草 虎杖各 20g 生地黄 12g 白花蛇舌草 丹参各 30g 黄芩 10g 鱼腥草 15g 龙胆草 柴胡 生甘草各 5g

制法：汤剂。

功效主治：清热养阴。主治中年女性痤疮。

用法：每日 1 剂，10 天为 1 个疗程，3 个疗程后观效。

[浙江中医杂志，2006，41（9）：499]

41. 益肾化斑汤

配方：淫羊藿 菟丝子 熟地黄各 15g 当归 川芎 桃仁 红花 僵蚕各 10g 赤芍 12g

制法：汤剂。

功效主治：益肾补气，养血除斑。主治黄褐斑。

用法：每日 1 剂，共服药 60~90 剂。

[实用中医药杂志，2007，23（1）：23]

42. 香花祛斑灵汤

配方：香附 红花 当归 柴胡 白芍 桃仁各 10g 川芎 茯苓各 15g 生甘草 5g

制法：汤剂。

功效主治：理气活血。主治妇女黄褐斑。

用法：每日 1 剂，从月经期第 7 天开始服用，20 天为 1 个疗程，共服 2 个疗程。

[中华中医药学刊，2007，25（1）：184]

43. 消痤丽汤

配方：白花蛇舌草 丹参 生地黄各 30g 麦冬 茵陈各 20g 蒲公英 夏枯草各 15g

制法：汤剂。

功效主治：清热化瘀。主治寻常性痤疮。

用法：每日 1 剂，水煎 2 次，共约 300mL，分早晚 2 次饮服。

化裁法：女性月经量多者去丹参，加益母草 25g；囊肿者加玄参 20g、浙贝母 12g；便秘者加大黄 10g。

[广西中医药，2006，29（6）：13]

44. 七叶仙方饮

配方：七叶皂苷钠 20g 天花粉 金银花各 15g 防风 白芷 归尾 赤芍 陈皮 贝母各 10g 没药 乳香 皂角刺 穿山甲 生甘草各 6g

制法：汤剂。

功效主治：活血化瘀。主治寻常性痤疮。

用法：每日 1 剂，14 天为 1 个疗程，3 ~ 4 个疗程后判效。

[中国皮肤性病学杂志，2006，20（12）：759]

45. 加味犀角地黄汤

配方：水牛角 30g（先煎） 生地黄 生首乌各 20g 赤芍 黄连 侧柏叶各 10g 丹皮 桑椹 墨旱莲 女贞子 天门冬各 15g

制法：汤剂。

功效主治：凉血养阴，活血益肾。主治青少年白发。

用法：隔 2 日煎服 1 剂，每日分 2 次饮服，30 剂为 1 个疗程。或配上方 6 剂，制成蜜丸，每丸 10g，每次服 2 丸，每日 3 次，以上为 1 个疗程，可连服 1 ~ 3 个疗程。

[辽宁中医药杂志，2006，33（8）：1007]

46. 祛斑换颜汤

配方：生地黄 女贞子 旱莲草 茯苓皮各 15g 桑寄生 丹参 山药各 20g 山萸肉 赤芍 牡丹皮 白术各 12g 甘草 3g

制法：汤剂。

功效主治：养血补肾，益肝养颜。主治黄褐斑。

用法：每日 1 剂，连用 8 周后判效。

[皮肤病与性病，2007，29（2）：19]

47. 墨莲除斑饮

配方：黄芪 党参各 20g 女贞子 15g 墨旱莲 山萸肉各 12g 熟地黄 当

归尾　柴胡　赤芍　丹参　桃仁　红花　白芷各10g

制法：汤剂。

功效主治：益肝补气，健脾化斑。主治黄褐斑。

用法：每日1剂，2周为1个疗程。并结合倒膜及超声波外治。

[上海中医药杂志，2007，41（10）：55]

48. 三清饮

配方：桑白皮　枇杷叶　地骨皮　紫花地丁　泽泻　鹿角霜各15g　黄芩
黄连　蒲公英　栀子　三棱　莪术　丹皮各10g　皂角刺20g　重楼　玄参各30g

制法：汤剂。

功效主治：清热解毒，利湿化痰。主治寻常性痤疮。

用法：每日1剂，水煎服，再以药液加陈醋冷却后外敷，4周为1个疗程。

[云南中医中药杂志，2007，28（10）：30]

49. 贞子息斑汤

配方：女贞子30g　旱莲草20g　丹皮　山茱萸　炙龟板　盐炒知母　炒白
术各10g　黄柏6g　川楝子5g　桂枝　附子各15g

制法：汤剂。

功效主治：滋水涵木。主治黄褐斑。

用法：每日1剂，15天为1个疗程，治疗2~6个疗程。

[云南中医学院学报，2007，30（4）：56]

50. 平痤合剂

配方：连翘25g　黄芩　丹参各20g　刺蒺藜　甘草各10g　蒲公英　茵陈
白花蛇舌草　大黄　夏枯草各15g　贝母15g　凌霄花10g

制法：制成合剂，每剂2袋，每袋200mL。

功效主治：清热化瘀，散结除痘。主治寻常性痤疮。

用法：每日2次，每次1袋口服，3周为1个疗程。

[湖北中医杂志，2007，29（6）：35]

51. 祛斑美丽汤

配方：当归　川芎　熟地黄　杏仁　丹皮各10g　杭芍　生黄芪各15g　革

萆薢　土茯苓　枇杷叶　桑白皮各30g

制法：汤剂。

功效主治：养血化瘀，益肾除色。主治妇女黄褐斑。

用法：每日1剂，21天为1个疗程。于月经干净后服用，连服3个疗程。

化裁法：月经不调者加制香附、益母草各10g；痤疮者加连翘15g、白芷10g；便秘者加酒军（熟大黄）6g；经量过少者加桃仁、红花各6g。

［云南中医中药杂志，2008，29（2）：27］

52. 温清饮

配方：当归　川芎　芍药各15g　生地黄　黄芩各20g　黄连　黄柏　甘草　生栀子各10g

制法：汤剂。

功效主治：清热利湿，祛风止痒。主治面部激素依赖性皮炎。

用法：每日1剂，2周为1个疗程，并喷涂修复肤。

［中国皮肤性病学杂志，2008，22（3）：175］

53. 生发快汤

配方：何首乌　黑芝麻各30g　枸杞子　丹参各20g　熟地黄　女贞子　当归　川芎　旱莲草各15g　白芍12g

制法：汤剂。

功效主治：养血益肾，活血生发。主治斑秃。

用法：每日1剂，15天为1个疗程，治疗4个疗程。

［实用中医药杂志，2008，（4）：218］

54. 痤疮合剂

配方：枇杷叶　黄芩　桑白皮　黄柏　知母　桃仁　红花　丹参　甘草各10g

制法：汤剂。

功效主治：益肺清热，祛风除疹。主治肺经风热型寻常性痤疮。

用法：每日1剂，共治疗4周。

［福建中医药，2008，39（1）：7］

55. 斑秃奇方

配方：蜂蜜 500mL 核桃仁 250g

制法：蜜制核桃，密封冷藏。

功效主治：气血双补，益肾益肝，化瘀生发。主治斑秃。

用法：药食两用，每日 1~2 次，每次 2~3 个核桃仁，口服。

[辽宁中医杂志，2007，34（8）：1113]

56. 首乌生黑汤

配方：何首乌 黄芪各 30g 女贞子 菟丝子 白蒺藜各 15g 补骨脂 白芷各 4g 红花 10g 浮萍 甘草各 6g

制法：汤剂。

功效主治：养血补气，益肾生黑。主治泛发性白癜风。

用法：每日 1 剂，疗程为 12 周。也可配合 NB - UVB 照射。

[中国中西医结合皮肤性病学杂志，2008，7（3）：166]

57. 补益祛白汤

配方：当归 鸡血藤 生地黄 熟地黄 女贞子 菟丝子各 15g 制首乌 黑芝麻各 30g 香附 陈皮 白术 黑豆各 10g 丹皮 赤芍各 8g 白芍 20g 炙甘草 6g

制法：汤剂。

功效主治：补肾益肝，活血除白。主治白癜风。

用法：每日 1 剂，1 个月为 1 个疗程，5 个疗程后判效。

化裁法：气虚者加党参 10g、生黄芪 15g；失眠者加酸枣仁 30g、茯神 15g；腰酸者加杜仲 10g、桑寄生 30g；心烦者加栀子 6g；便秘者加大黄 3g。亦可配合外用 15% 补骨脂酊与卤米松乳膏。

[中国中西医结合皮肤性病学杂志，2008，7（3）：163]

58. 双蒲黄汤

配方：生蒲黄 炒蒲黄 香附 柴胡 杭白菊 丝瓜络 当归 熟地黄各 10g 红花 山茱萸各 5g 鸡血藤 丹参各 20g 赤芍 白芍 益母草各 15g

制法：汤剂。

功效主治：活血化瘀。主治黄褐斑。

用法：每日 1 剂，连服 4 周。

［江西中医药，2008，39（6）：55］

59. 五紫汤

配方：紫草　紫背浮萍　车前子　蜜枇杷叶各 10g　紫参 15g　紫花地丁 15g　紫背天葵子　赤芍各 12g

制法：汤剂。

功效主治：清肺化瘀，祛疹褪疤。主治寻常性痤疮。

用法：每日 1 剂，10 天为 1 个疗程，中间停药 3 天，共治疗 3 个疗程后观效。

［福建中医药，2008，39（4）：32］

60. 养阴清肺汤

配方：生地黄　山楂各 12g　黄芩　玄参　浙贝母　丹参各 10g　夏枯草　白花蛇舌草各 30g　丹皮　麦门冬各 8g　金银花 15g　甘草 3g

制法：汤剂。

功效主治：清肺养阴。主治寻常性痤疮。

用法：每日 1 剂，6 周为 1 个疗程。

化裁法：湿热蕴结型加茵陈 20g、薏苡仁 30g；痰瘀互结型加三棱、莪术各 10g。

［云南中医中药杂志，2008，29（9）：18］

61. 酒渣鼻二期饮

配方：Ⅰ方：枇杷叶　桑叶　知母　生地黄　栀子　茵陈各 10g　石膏　甘草各 5g　黄芩 8g

Ⅱ方：黄连　黄芩各 10g　黄柏　栀子各 8g

制法：汤剂。

功效主治：清热活血。Ⅰ方治疗酒渣鼻红斑期，Ⅱ方治疗丘疹脓疱期。

用法：每日 1 剂，连服 6 周。

［云南中医中药杂志，2008，29（12）：25］

62. 麦冬饮

配方：生地黄 白茅根 丹参 金银花各15g 地骨皮 麦冬 女贞子 菊花 连翘 黄芩各10g 青蒿12g

制法：汤剂。

功效主治：清热利湿。主治面部糖皮质激素依赖性皮炎。

用法：每日1剂，治疗1个月后判效。

[中国中西医结合皮肤性病学杂志，2008，7（4）：243]

63. 消白汤

配方：女贞子 沙苑子 黑芝麻各15g 覆盆子 枸杞子 生地黄 熟地黄 赤芍 何首乌 当归各10g

制法：汤剂。

功效主治：益肝补肾。主治白癜风（肝肾不足型）。

用法：每日1剂，6个月后判效。

[中国中西医结合皮肤性病学杂志，2009，8（2）：83]

64. 固肾生发汤

配方：旱莲草 白花蛇舌草 侧柏叶各15g 蒲公英 女贞子 桑椹 生地黄 山楂 丹参 茯苓各20g 牡蛎30g 柴胡10g 甘草6g

制法：汤剂。

功效主治：固肾养血，活血生发。主治脂溢性脱发。

用法：每日1剂，用药3个月。

[中国中西医结合皮肤性病学杂志，2009，8（3）：16]

65. 清热祛湿汤

配方：生槐花 白鲜皮 生地黄各20g 白茅根30g 牡丹皮 苦参各15g 麦冬30g 黄芩 连翘各10g 紫花地丁 甘草各6g

制法：汤剂。

功效主治：清热祛湿，减脂除屑。主治头皮脂溢性皮炎。

用法：每日1剂，4周后观效。联合2.5%二硫化硒洗剂外用。

[中国中西医结合皮肤性病学杂志，2009，8（3）：164]

66. 泻黄散

配方：石膏　防风各30g　栀子9g　藿香20g　甘草12g

制法：汤剂。

功效主治：祛风化瘀。主治酒渣鼻。

用法：每日1剂，2周为1个疗程，4个疗程后判效。

[中国中西医结合皮肤性病学杂志，2009，8（3）：177]

67. 清热解毒汤

配方：蒲公英　紫花地丁　连翘各15g　金银花　生地黄各25g　枇杷叶
丹皮　昆布　海藻各10g

制法：汤剂。

功效主治：清热解毒，祛脂散结。主治重症痤疮。

用法：每日1剂，4周为1个疗程。

[中华中医药学刊，2009，27（4）：895]

68. 平疣灵方

配方：党参　白术　茯苓各9g　甘草6g　黄芪30g　板蓝根15g　薏苡
仁30g

制法：汤剂。

功效主治：清热解毒，健脾益气。主治扁平疣。

用法：每日1剂，15天为1个疗程，观察2个疗程。

[中国医学文摘·皮肤科学，2012，27（3）：69]

69. 疏肝活血汤

配方：柴胡　赤芍各15g　香附　枳壳　白芷　白僵蚕各10g　川芎　当归
生地黄各12g　陈皮　桃仁　红花　炙甘草各6g

制法：汤剂。

功效主治：疏肝活血。主治黄褐斑。

用法：每日1剂，2个月为1个疗程。

[湖北中医杂志，2009，31（1）：40]

70. 清薰合剂

配方：甘草4.5g 当归 茯苓 白芍 白术 柴胡各9g 竹叶榕15g 浮萍12g

制法：汤剂。

功效主治：养血除斑。主治黄褐斑。

用法：每日1剂，30天为1个疗程，治疗2~3个疗程。

[实用中医药杂志，2009，25（1）：739]

71. 涤痰清热汤

配方：胆南星 半夏 陈皮 茯苓 大青叶 白花蛇舌草 三棱 丹参 侧柏叶各10g

制法：汤剂。

功效主治：涤痰清热，化瘀祛痘。主治面部中重度痤疮。

用法：每日1剂，水煎成300mL，分2次口服，4周为1个疗程。

[云南中医中药杂志，2009，30（11）：27]

72. 金连饮

配方：金银花 连翘 桑白皮 炙枇杷叶 黄芩 紫花地丁各15g 黄连5g 野菊花 蒲公英 白花蛇舌草各30g 栀子 丹皮各10g 甘草5g

制法：汤剂。

功效主治：清泻肺胃湿热。主治痤疮。

用法：每日1剂，7天为1个疗程，共治疗4个疗程。

[实用中医药杂志，2009，25（11）：734]

73. 三黄二甲一草汤

配方：大黄 黄芩 黄连 甘草各10g 醋鳖甲30g 炮穿山甲5g

制法：汤剂。

功效主治：清热散结。主治痤疮。

用法：每日1剂，1个月为1个疗程，连用3个疗程。

[中医研究，2009，22（11）：32]

74. 首乌阿胶生发汤

配方：制首乌　黑芝麻　旱莲草　阿胶　女贞子各 15g　枸杞子　当归各 12g　山药　茯苓各 10g

制法：汤剂。

功效主治：养血生发。主治斑秃。

用法：每日 1 剂，14 天为 1 个疗程，间隔 3 天，连用 3~4 个疗程。外用酊剂（侧柏叶 15g、鲜生姜切丝 10g、补骨脂 10g、75% 乙醇 100mL，浸泡 1 周）。

[现代中医药，2009，29（6）：30]

75. 皮炎汤

配方：生地黄　白茅根　金银花　生石膏　白鲜皮各 30g　丹皮　赤芍　竹叶各 10g　黄芩　连翘　知母各 15g　甘草 5g

制法：汤剂。

功效主治：清热凉血。主治颜面激素依赖性皮炎。

用法：每日 1 剂，4 周为 1 个疗程。

外用：可配合冷喷及蓝科肤宁湿敷。

[辽宁中医杂志，2009，36（12）：2107]

76. 黄精汤

配方：熟地黄　白术各 15g　制首乌　黄精　白芍各 20g　女贞子 12g　知母　黄柏　牡丹皮　当归各 10g　茯苓 30g

制法：汤剂。

功效主治：补肾疏肝。主治黄褐斑。

用法：每日 1 剂，30 天为 1 个疗程。

化裁法：易怒胁痛者加合欢皮 15g、郁金 10g、丹参 20g；倦怠膝酸加鳖甲、青蒿各 10g，菟丝子 15g。

[云南中医中药杂志，2010，31（1）：38]

77. 痤疮内外方

配方：生地黄　车前子　茵陈各 15g　地骨皮　赤芍　白芍　野菊花各 12g　麦冬　苦参各 30g　黄芩 10g　蝉蜕　薄荷各 9g　甘草 6g

制法：汤剂。

功效主治：清热解毒，减脂除痘。主治面部痤疮。

用法：每日 1 剂，40 天为 1 个疗程。外用方（桃仁、赤芍各 12g，红花 10g，板蓝根、月季花各 15g，芦荟 3g，茵陈 30g，珍珠粉 3g）水煎外敷。

[甘肃中医学院学报，2009，26（5）：26]

78. 清肺消痤饮

配方：枇杷叶　黄芩　桑白皮　栀子　防风　芦荟　皂角刺各 10g　升麻甘草各 6g

制法：汤剂。

功效主治：清肺除痘。主治痤疮。

用法：每日 1 剂，2 个月为 1 个疗程。配合面膜（黄芩、桑白皮、赤芍、牡丹皮各 10g，白花蛇舌草、山楂、野菊花各 15g）。

[中国中西医结合皮肤性病学杂志，2010，9（2）：86]

79. 三豆逍遥汤

配方：黑豆　赤小豆　柴胡　当归　白术　茯苓各 15g　绿豆　白芍各 20g薄荷 6g　甘草 5g

制法：汤剂。

功效主治：养血祛斑。主治黄褐斑。

用法：每日 1 剂，服药 3 个月。

化裁法：急躁易怒者加丹皮、炒栀子各 10g，皂角刺、刺蒺藜各 15g；胸胁胀痛者加川芎、郁金、制乳香各 10g，益母草 15g；耳鸣耳聋者加女贞子、旱莲草、菟丝子、天冬各 15g。

[云南中医中药杂志，2010，31（9）：45]

80. 荆防三豆饮

配方：荆芥 15g　防风 10g　黑豆　绿豆　红饭豆各 20g

制法：汤剂。

功效主治：养血息痘。主治寻常性痤疮。

用法：每日 1 剂，10 天为 1 个疗程，连续用药 2～3 个疗程。

化裁法：脓疱者加白花蛇舌草、野菊花、金银花各 15g；囊肿者加皂角刺 20g、桔梗 15g、通草 10g、茜根 30g；痤疮难消者加三棱、王不留行各 20g。

［云南中医中药杂志，2010，31（7）：37］

81. 夏草消痤汤

配方：玄参　泽泻　猪苓各 30g　知母　夏枯草　黄柏　赤芍　生地黄各 10g　丹皮　川芎　白芷各 9g　浙贝母 15g　薄荷 5g

制法：汤剂。

功效主治：清热化瘀。主治寻常性痤疮。

用法：每日 1 剂，煎汁 600mL，其中 400mL 放入脸盆中，浴巾蒙面用蒸气蒸面；另 200mL 分 2 次口服。1 个月为 1 个疗程。

［中医研究，2010，23（7）：42］

82. 血汗康

配方：黄芪　白术　白茅根　西瓜翠衣各 30g　防风 15g

制法：汤剂。

功效主治：益气、固表、止汗。主治血汗症。

用法：每日 1 剂，温服。2 周为 1 个疗程。

［云南中医中药杂志，2010，31（9）：90］

83. 解郁消斑汤

配方：柴胡　郁金　白芍　白蒺藜各 15g　白术　云茯苓　制当归　川芎　生甘草各 10g　益母草 20g　桃仁　红花　制香附各 6g

制法：汤剂。

功效主治：益肝解郁。主治女性黄褐斑（肝郁气滞型）。

用法：每日 1 剂，连用 12 周。

［上海中医药杂志，2010，44（9）：37］

84. 调冲养颜消斑汤

配方：柴胡　香附　白芍　熟地黄　白术　茯苓各 15g　当归　赤芍　薄荷　陈皮　莪术　炙甘草各 10g

制法：汤剂。

功效主治：养血活血，调养除斑。主治颜面色素沉着斑。

用法：每日 1 剂，疗程为 3 个月。配合光子嫩肤仪治疗更佳。

［中华中医药学刊，2010，28，(9)：1891］

85. 玉容祛斑茶

配方：野生茶芽　决明子　女贞子　白菊花　黄精　麦冬　何首乌　白茯苓　黄芪　枸杞子各 3g

制法：以上为 1 包量，放入保温杯内，开水冲入浸泡，密闭 15 分钟后待饮。

功效主治：养血褪斑，化瘀除色。主治女性黄褐斑。

用法：每日 2 剂，配合人参粉 1.5g，每天冲服，2 个月为 1 个疗程。

［云南中医学院学报，2010，33 (1)：53］

86. 祛斑美容汤

配方：当归　赤芍　白扁豆　白芍各 12g　丹皮　桃仁　川芎　香附　白芷各 9g　薏苡仁 20g　蝉蜕 3g　菟丝子 15g　甘草 3g

制法：汤剂。

功效主治：养血美容，活血祛斑。主治黄褐斑。

用法：每日 1 剂，30 天为 1 个疗程。

［云南中医中药杂志，2010，33 (4)：49］

87. 牡丹祛斑汤

配方：牡丹皮　怀山药　炒白术　熟地黄　茯苓各 15g　山茱萸　泽泻　当归　白芍　柴胡　丹参　陈皮　泽兰各 10g

制法：汤剂。

功效主治：养血除斑。主治黄褐斑。

用法：每日 1 剂，30 天为 1 个疗程，治疗 2 个疗程。

［中医研究，2011，24 (2)：43］

88. 茵陈汤

配方：茵陈 20g　栀子　枳壳　虎杖　黄芩　天花粉　炙枇杷叶　夏枯草各 10g　金银花　蒲公英　连翘　白花蛇舌草 15g　酒大黄 6g（另包后下）　皂角刺 6g

制法：汤剂。

功效主治：清热解毒，化瘀散结。主治痤疮。

用法：每日1剂，15天为1个疗程，治疗1～2个疗程。配合丹参针剂穴位注射。

[云南中医中药杂志，2011，32（8）：47]

89. 滋肾化斑汤

配方：山药　熟地黄　菟丝子各20g　山萸肉　当归　川芎　僵蚕　柴胡各10g　桂枝　酒军　红花　生甘草各6g　白芍15g　白蒺藜9g

制法：汤剂。

功效主治：滋肾养颜。主治女性黄褐斑。

用法：每日1剂，12周为1个疗程。外用丝白祛斑膏。

[中国中西医结合皮肤性病学杂志，2011，10（4）：208]

90. 颜玉合剂

配方：女贞子　白芍各30g　旱莲草　肉苁蓉各15g　明玉竹45g

制法：合剂。每剂浓煎为300mL，分装100mL一袋装。

功效主治：养肝益肾，祛斑褪色。主治黄褐斑。

用法：每日3次，每次1袋（100mL）口服，4周为1个疗程，3个疗程后判效。

[云南中医中药杂志，2011，32（9）：39]

91. 知柏消痤汤

配方：知母　黄柏　黄芩　茵陈　牡丹皮　生地黄　怀山药　女贞子各10g　丹参　白花蛇舌草各15g

制法：汤剂。

功效主治：清热滋阴，疏肝补肾。主治女性迟发性痤疮。

用法：每日1剂，服药观察8周。

[辽宁中医杂志，2011，38（8）：1605]

92. 消斑养颜汤

配方：白茯苓　白芍　益母草各15g　柴胡12g　白术　白芷　白鲜皮　白

蒺藜　白及各 10g　白僵蚕 3g。

制法：汤剂。

功效主治：疏肝解瘀，补肾滋阴。主治黄褐斑。

用法：每日 1 剂，4 周为 1 个疗程。配合面膜（珍珠母、白芷等量研粉，过120 目筛，酸奶调糊）每晚 1 次。

［陕西中医杂志，2011，32（8）：1030］

93. 清肝消痤汤

配方：当归　女贞子　旱莲草　香附　蒲公英　龙胆草　栀子　白芍　郁金各 15g　益母草 30g　茯苓 20g

制法：汤剂。

功效主治：清肝滋阴，益肾消痤。主治女性青春期后痤疮。

用法：每日 1 剂，2 周为 1 个疗程，用药 2 个疗程。

［中国中西医结合皮肤性病学杂志，2012，11（3）：183］

94. 首乌生地汤

配方：制何首乌 15g　生地黄 12g　当归　僵蚕各 10g　白芷 5g　甘草 6g

制法：汤剂。

功效主治：养血祛斑。主治颜面色素沉着斑。

用法：每日 1 剂，15 天为 1 个疗程，可用 1~2 个疗程。配合外用药：白芷、连翘、桃仁各 10g，丹参 20g，加水 100mL，煎至 50mL，去渣，温度计测水温40℃时入面膜纸，水浸 2 分钟，取出以患者可耐受温度为宜，敷面部 15 分钟，每日 1 次。

［中医外治杂志，2013，22（1）：23］

95. 桃花饮

配方：桃仁　红花　赤芍　白术各 10g　制何首乌　茯苓　女贞子　枸杞子补骨脂各 15g　黄芪　刺蒺藜各 30g　川芎 6g

制法：汤剂。

功效主治：补肾益气，活血化瘀。主治白癜风。

用法：每日 1 剂，3 个月为 1 个疗程，3 个疗程后判效。

①化裁法：瘙痒者加防风；烦怒者加柴胡、佛手；位于头部者加白芷、羌活；腰背部者加川续断、杜仲；四肢者加桑枝、鸡血藤。

②脂子酊（补骨脂、菟丝子各30g，白芷10g，75%酒精100mL，浸泡1周）外用。

［河南中医，2003，23（7）：57］

96. 紫参汤

配方：紫丹参　黄芪　川芎　当归　何首乌　白蒺藜　生甘草各10g

制法：汤剂。

功效主治：养血活血，补益肝肾。主治女性黄褐斑。

用法：每日1剂，3个月为1个疗程，3个疗程后判效。

①化裁法：肝郁气滞型加柴胡、郁金、香附、枳壳、芍药、丹皮；脾虚湿盛型加陈皮、白扁豆、茯苓、车前草；肝肾不足型加生地黄、熟地黄、山萸肉、枸杞子、菟丝子。

②白药粉（白芷粉30g、山药粉30g、僵蚕粉30g、大黄粉10g），每晚茶水调搽。

［中国美容医学，2003，12（5）：470］

97. 黑变病康复饮

配方：山茱萸　茯苓　牡丹皮　泽泻各12g　熟地黄20g　菟丝子15g　山药丹参各30g　桃仁　当归　僵蚕各10g　红花3g

制法：汤剂。

功效主治：补肾活血，化瘀祛斑。主治黑变病。

用法：每日1剂，1个月为1个疗程，2个疗程后判效。

［新中医，2003，35（10）：55］

98. 痤疮颗粒

配方：大青叶　桑白皮各40g　丹参30g　夏枯草　丹皮各25g　黄芩　女贞子　旱莲草　土贝母　薏苡仁各20g　大黄10g　甘草6g

制法：颗粒剂，每包10g装。

功效主治：清热益肺，健脾化痘。主治痤疮。

用法：每日 3 次，每次 1 包（10g），10 天为 1 个疗程，用药 2 个疗程。

99. 生发丸

配方：何首乌240g　当归　丹参　侧柏叶各90g　熟地黄　女贞子　旱莲草各60g　川芎　羌活各20g

制法：共研极细末，蜜调为丸，每丸6g装。

功效主治：补肾养血。主治斑秃。

用法：每日 1 剂，3 个月为 1 个疗程，2 个疗程后观效。外搽补肾活血生发精：开河参、丹参、补骨脂各100g，当归、川芎、干姜、桃仁各60g，红花50g，黄芪200g，高粱酒2000mL，浸上药 2 周后与 1% 敏乐啶（米诺地尔）按50：50混合即得，每日 1~2 次。

100. 祛斑颗粒

配方：白芷　白芍　赤芍　当归　川芎　淫羊藿　香附　桑白皮　白术各10g　丹参　生地黄　熟地黄　女贞子各15g　益母草3g　血竭1g

制法：采用水提醇沉法加工成颗粒剂，每袋10g，含生药25.67g。

功效主治：清热化瘀，补肾褪色。主治黄褐斑。

用法：每日 3 次，每次 1 袋，女性经期停服，疗程 2 个月。

第二节　美容古典内用制剂

1. 桃花丸

配方：桃花　桂心　乌喙　甘草各30g。

制法：干药备研细末，炼蜜为丸如大豆许，存放。

功效主治：益肝健脾，温散寒邪。可治黄褐斑。

用法：每日 2 次，每次 10 丸，温水送服。

（《备急千金要方》卷六）

2. 补肾地黄酒

配方：生地黄 50g　大豆 400g　牛蒡根 200g

制法：布袋装上药，以酒 660mL，浸泡五六日，备用。

功效主治：滋阴清热，通行血脉。可治颜面皮肤色素沉着斑（黄褐斑或淡黑色斑块状）。

用法：每日 1～2 次，每次 5mL 左右。

（《养老奉亲书》上篇）

3. 柏子仁散

配方：柏子仁　冬瓜子　冬葵子　白蒺藜（去黑皮）各 150g。

制法：捣研细粉混匀，每包装 8g，存放。

功效主治：润肺解毒，清热醒脾。可治痤疮（粉刺型）。

用法：每日 3 次，食后，日午，临卧各服 1 次，每次 1 包（8g），温酒或温水调服。

（《圣济总录》卷一百一）

4. 冲和顺气汤

配方：升麻　白芷　防风各 3g　芍药　苍术　甘草各 1g　黄芪 2.5g　人参 4.5g　葛根 4.5g。

制法：水煎法。

功效主治：和脾益脾，调理营卫。可治面部或唇部色素沉着斑。

用法：以水 400mL，另加入生姜三片，红枣二枚同煎至 200mL，去渣温服。服药时间以早饭后午饭前为佳。

（《普济方》卷五十二）

5. 升麻白芷汤

配方：防风 6g　芍药 1g　苍术 1g　黄芪 2g　人参 2g　葛根 4g 甘草 1.2g。

制法：水煎法。

功效主治：补中益气，益阴和血。可治黑变病、黄褐斑等。

用法：加生姜 3 片，红枣 3 枚为引煎汤，午前服，每日 1 次。

（《万病回春》礼集）

6. 黄芩清肺饮

配方：川芎　当归　赤芍　防风　生地黄　干葛　天花粉　连翘各3g　黄芩6g　薄荷1.5g

制法：水煎法。

功效主治：清肺泻火，解毒散瘀。可治痤疮、酒渣鼻。

用法：每日1剂，饭后服用，每日2次。

(《外科正宗》卷四)

7. 治红皶鼻方

配方：升麻　丹皮　大黄各5g　当归　葛根各3g　白芍　甘草各2g　薄荷1.5g　赤小豆3g

制法：水煎法。

功效主治：清热凉血，疏风解毒。可治酒渣鼻。

用法：每日1剂，加水200mL煎汁约100mL左右，分3次口服。

(《鲁府禁方》卷二)

8. 深师茯苓术散方

配方：白术500g　茯苓　泽泻　猪苓各125g　桂心（肉桂）250g

制法：五味各捣研成细末，混匀分装，每包0.3g，存放备用。

功效主治：健脾祛湿，辛温化气。可治早年白发、斑秃、油性脂溢性皮炎及脂秃。

用法：每日3次，每次1包，冲服。

(《外台秘要方》卷三十二)

9. 服桑椹法

配方：桑椹500g。

制法：多收晒干，捣末研粉，蜜和为丸，每丸3g。

功效主治：补肝益肾，养血滋液。可治少年白发、斑秃或脂秃生毛期的白发者。

用法：每日3次，每次3g，口服。

(《遵生八笺》饮馔服食笺)

10. 透体异香丸

配方：沉香　木香　丁香　藿香　没药　零陵香　甘松　缩砂（砂仁）丁皮（丁香皮）　官桂　白芷　细茶　香附　儿茶　白蔻　槟榔　人参各30g　乳香　檀香　三奈（山奈）　细辛　益智　当归　川芎　乌药各15g　麝香　朝脑（樟脑）各6g　薄荷30g　大粉草（甘草）250g。

制法：先将大粉草剪短，水煎久煮去渣，将汁滓成膏。其他药物各研极细末混匀，将炼蜜、药粉、浸膏共捣制丸如芡实大小，存储备用。

功效主治：调理肠胃，避秽化浊，疏散表邪，辛香透达。可治体气（胡气）、腋臭、足臭、口臭、多汗症等。

用法：每日1次，每次1丸，口服。

（《鲁府禁方》卷四）

11. 益寿延年方

配方：枸杞　熟地黄　杜仲　核桃　破故纸（补骨脂）　肉苁蓉　何首乌当归各30g。

制法：上药共为末，炼蜜为丸梧桐子大，存储待服。

功效主治：补益肝肾，阴阳两补，养血润肺，延缓衰老。可治须发早白者。

用法：每日2次，每次1丸（6g），淡盐水送服。

（《年希尧集验良方》卷二）

12. 河上公服芡实散方

配方：干鸡头实（芡实去壳）　忍冬茎叶（金银花）　干藕各50g

制法：上三味剪切成片收碎粒，炊熟曝干，捣研成末，过筛混匀，分装为5g一包，存罐待服。

功效主治：健脾益肾，补血生肌，散热解毒，延缓衰老，益寿延年，美颜健肤。

用法：每日1次，饭后冲服。

（《遵生八笺》饮馔服食笺）

第四章　成药内用制剂

第一节　中成药新用制剂

1. 雷公藤多苷片

配方：雷公藤提取物（中成药）。

制法：片剂。

功效主治：抗菌消炎，活血去屑。主治寻常性银屑病。

用法：雷公藤多苷片 20mg，每日 3 次；阿奇霉素每日 500mg 静脉滴注，连用 2 周，观察 4 周后评价疗效。

[郑州大学学报·医学版，2004，39（5）：986]

2. 润燥止痒胶囊

配方：成药（主要成分：生地、生何首乌、制何首乌、桑叶、苦参、红活麻等）

制法：胶囊剂。

功效主治：养血滋阴，祛风止痒。主治皮肤瘙痒症、痤疮、银屑病、玫瑰糠疹等。

用法：每日 3 次，每次 4 片，共服用 4 周。

[上海中医药杂志，2004，38（8）：33]

3. 玉屏风加味

配方：黄芪　当归各 20g　防风　荆芥　蝉蜕　红花各 15g　甘草 10g

制法：汤剂、口服液剂、颗粒剂、胶囊剂。

功效主治：养血祛风。主治人工性荨麻疹。

用法：每日 1 剂，15 天为 1 个疗程，可连用 4 个疗程。

［辽宁中医药杂志，2004，31（11）：960］

4. 加味丹栀逍遥散

配方：牡丹皮　茯苓　丹参各 15g　炒栀子　柴胡　白术各 10g　当归　白芍各 12g　薄荷 6g　益母草 30g　蝉蜕 10g　甘草 6g

制法：汤剂、口服液剂。

功效主治：益血褪斑。主治面部黄褐斑。

用法：每日 1 剂，30 天为 1 个疗程。

外用：外用归叶霜。

［中医研究，2004，17（6）：37］

5. 清风散

配方：荆芥　防风　牛蒡子　连翘　百部各 15g　全当归　生地黄各 20g　知母　苦参　白鲜皮　地肤子　蛇床子各 10g　甘草 5g

制法：汤剂、散剂、颗粒剂。

功效主治：清热祛风。主治颜面痤疮。

用法：每 2 日 1 剂，煎 2 次取汁混合成 300mL，分 3 次饭后服用，10 天为 1 个疗程，或口服颗粒剂、散剂。

［云南中医中药杂志，2004，25（6）：20］

6. 丹栀逍遥散

配方：丹皮　栀子　柴胡　白芍　防风各 12g　当归　苦参各 9g　茯苓　薄荷各 15g　荆芥 10g　甘草 6g

制法：汤剂、散剂。

功效主治：疏肝解郁，疏风清热，凉血止痒。主治皮肤瘙痒症。

用法：每日 1 剂，10 天为 1 个疗程，一般服药 1～2 个疗程，或散剂口服。

［实用中医药杂志，2005，21（1）：37］

7. 复方甘草甜素

配方：甘草酸苷 25mg　甘氨酸 25mg　蛋氨酸 25mg

制法：制片，以上为 1 片含量。

功效主治：清热利湿。主治湿疹、皮炎、斑秃、扁平苔藓、银屑病等。

用法：每日 3 次，每次 2 片。连服 3 天，间隔 7 天，30 天为 1 个疗程，连续 1~2 个疗程后判效。

[中国麻风皮肤病杂志，2004，20（5）：469]

8. 大黄䗪虫丸

配方：熟大黄　土鳖虫　水蛭　蛴螬　虻虫　干漆　苦杏仁　黄芩　生地黄　白芍　甘草

制法：蜜丸剂（中成药），每丸 3g。

功效主治：活血化瘀，宣肺消炎，软坚散结。主治痤疮、瘢痕疙瘩、皮肤淀粉样变、黄褐斑、结节性痒疹等。

用法：每日 2 次，每次 1 粒。6 周为 1 个疗程。孕妇禁服。

[中国美容医学，2005，54（4）：487]

9. 一清胶囊

配方：大黄　黄芩　黄连

制法：胶囊剂（中成药）。

功效主治：清热泻火，凉血解毒，化瘀止血。主治痤疮、舌炎、酒渣鼻等。

用法：每日 3 次，每次 2 粒。

[四川医学，2005，26（11）：1245]

10. 加味玉屏风颗粒

配方：黄芪30g　白术　防风　荆芥各10g　当归6g　甘草9g

制法：加工成颗粒剂，20g 为 1 包。

功效主治：养血祛风，除湿止痒。主治湿疹。

用法：每日 2 次，每次 1 包，14 天为 1 个疗程。

[新中医，2006，38（7）：51]

11. 白蚀丸

配方：补骨脂　何首乌各20g　刺蒺藜18g　红花　丹参各15g　牡丹皮　紫草　灵芝各12g　苍术　龙胆草各10g　甘草5g

制法：中成药丸剂。

功效主治：补益肝肾，活血祛瘀，养血祛风。主治白癜风。

用法：每日 3 次，每次 1 丸，2 个月为 1 个疗程。同时肌注乌体林斯针剂，外用复方卡力孜然酊及丁酸氢化可的松乳膏。

［中国中西医结合皮肤性病学杂志，2010，9（1）：54］

第二节　中成药制剂

1. 丹参酮胶囊

配方：丹参提取物

制法：胶囊剂（中成药）。

功效主治：清热祛脂，消痘祛疤。主治寻常性痤疮。

用法：每日 3 次，每次 4 粒，8 周后判效。

［中国皮肤性病学杂志，2004，18（10）：637］

2. 复方甘草酸苷片

配方：甘草酸苷 25mg　甘氨酸 25mg　蛋氨酸 25mg

制法：片剂（中成药）。

功效主治：养血益肝，清热利湿。主治湿疹、皮炎、斑秃。

用法：每日 3 次，每次 3 片，连用 3 个月为 1 个疗程。

［中国皮肤性病学杂志，2005，（14）10：639］

3. 白灵片

配方：当归　赤芍　牡丹皮　桃仁　红花　黄芪　防风　白芷　苍术　马齿苋

制法：片剂（中成药）。

功效主治：活血祛瘀，养血息风，增加光敏。主治白癜风。

用法：每日 3 次，每次 4 片，3 个月为 1 个疗程。可外搽白灵酊。

［皮肤病与性病，2005，27（3）：39］

4. 玉屏风口服液

配方：黄芪 白术 防风

制法：口服液（中成药）。

功效主治：益气，固表，止汗。主治慢性荨麻疹、瘙痒症、多汗症等。

用法：每日3次，每次4mL。

（《皮肤科国家基本药物与新特药手册》）

5. 狼疮丸

配方：金银花 浙贝母 全蝎 大黄 当归 蒲公英 丹参 红花 蜈蚣 生地黄 连翘 黄连 玄参 甘草

制法：丸剂（中成药），每丸5g。

功效主治：清热解毒，凉血化瘀。主治系统性红斑狼疮、硬皮病、皮肌炎、脂膜炎、贝赫切特（白塞）综合征、银屑病等。

用法：每日2次，每次2丸，口服。

（《皮肤科国家基本药物与新特药手册》）

6. 散结灵胶囊

配方：草乌 木鳖子仁 五灵脂 白胶香 地龙 当归 石菖蒲 乳香 没药 京墨

制法：胶囊剂（中成药），每粒0.2g。

功效主治：温阳通络，活血散结。主治瘢痕疙瘩、痤疮、慢性丹毒、瘰疬性结核、结节性红斑等。

用法：每日2~3次，每次0.4~0.8g，口服。

（《皮肤科国家基本药物与新特药手册》）

7. 银屑灵冲剂

配方：土茯苓 菝葜等

制法：冲剂（中成药），每袋15g。

功效主治：清热利湿，解毒消肿，祛风止痒。主治银屑病（进行期及静止期）。

用法：每日2~3次，每次1袋，口服。

（《皮肤科国家基本药物与新特药手册》）

8. 抗病毒冲剂

配方：板蓝根　忍冬藤　山豆根　重楼　鱼腥草　贯众　青蒿　白芷　土贝母

制法：口服液（中成药），每支 10mL；或颗粒剂，每袋 10g。

功效主治：疏风清热解毒。主治单纯疱疹、带状疱疹、生殖器疱疹等。

用法：每天 3 次，每次 10～20mL，或 10～20g，口服。

（《皮肤科国家基本药物与新特药手册》）

9. 养血生发胶囊

配方：何首乌　熟地黄　当归　白芍　菟丝子　川芎　天麻　羌活

制法：胶囊剂（中成药），每粒 0.5g。

功效主治：养血补肝，祛风生发。主治脂溢性脱发、斑秃、早秃、虚秃等。

用法：每日 2 次，每次 2g，口服。

（《皮肤科国家基本药物与新特药手册》）

10. 鱼鳞病片 I

配方：生地黄　当归　桂枝　红花　川芎　苍术　苦参　白鲜皮　地肤子
蝉蜕　威灵仙　防风　麻黄　火麻仁　甘草

制法：片剂（中成药），每片含生药 0.814g。

功效主治：养血润燥，祛风通络。主治鱼鳞病（血虚风燥证）。

用法：每日 3 次，每次 6～8 片，口服，连用 1 个月后，再用鱼鳞病片 II 1 个月，按月交替服用，连用半年为 1 个疗程。

（《皮肤科国家基本药物与新特药手册》）

11. 鱼鳞病片 II

配方：生地黄　熟地黄　黑芝麻　枸杞子　何首乌　黄芩　当归　黄精　山
药　桂枝　川芎　丹参　白鲜皮　地肤子　威灵仙　蝉蜕　僵蚕　甘草

制法：片剂（中成药），每片含生药 0.87g。

功效主治：滋补肝肾，养血润燥，祛风通络。主治鱼鳞病（阴虚血燥证）。

用法：每日 3 次，每次 6～8 片，口服，连用 1 个月，与鱼鳞病片 I 交替服用。

（《皮肤科国家基本药物与新特药手册》）

12. 白癜风胶囊

配方：蒺藜　黄芪　乌梢蛇　当归　红花　桃仁　补骨脂　白鲜皮

制法：胶囊剂（中成药），每粒0.45g。

功效主治：通络活血，祛风止痒。主治白癜风。

用法：每日2次，每次3~4粒，2~3个月为1个疗程。

（《皮肤科国家基本药物与新特药手册》）

13. 抗敏口服液

配方：赤芍　白芍　地龙　青蒿

制法：口服液（中成药），每瓶10mL。

功效主治：养血活血，息风祛风，清热除湿，抗敏止痒。主治荨麻疹、丘疹性荨麻疹、药疹、多形红斑等。

用法：每天2~3次，每次10mL口服。

（《皮肤科国家基本药物与新特药手册》）

第五章　专病内用制剂

第一节　性病

1. 淋病饮

配方：Ⅰ号方：土茯苓　生薏苡仁　绵茵陈　白茅根各30g　滑石20g　甘草梢10g　金银花　连翘　龙胆草　车前子各9g　生甘草6g

Ⅱ号方：生地黄30g　知母　黄柏　茯苓　丹皮　猪苓　瞿麦各12g　金银花　黄柏各9g　生甘草3g

制法：汤剂。

功效主治：Ⅰ号方：清热利湿，凉血解毒。主治淋病（热毒证、急性期）；Ⅱ号方：滋阴降火，清除余毒。主治淋病（虚火证、慢性期）。

用法：每日1剂，30天为1个疗程。

（《现代名医证治丛书·皮科临证心要》）

2. 尖疣饮

配方：Ⅰ号方：草薢　黄柏　苍术各9g　生薏苡仁30g　土茯苓　牡丹皮　通草　紫草各9g　赤芍　泽泻各6g　马齿苋　大青叶各15g　生甘草3g

Ⅱ号方：丝瓜络　炒三棱　赤芍各9g　黄柏　板蓝根　苦参　紫花地丁　丹皮　牛膝　苍术各12g　生薏苡仁30g　马齿苋15g　生甘草5g

制法：汤剂。

功效主治：Ⅰ号方：清热利湿，化疣解毒。主治尖锐湿疣（湿热证，早期）；Ⅱ号方：清热利湿，解毒化瘀。尖锐湿疣（瘀毒证，晚期）。

用法：每日 1 剂，30 天为 1 个疗程。

（《现代名医证治丛书·皮科临证心要》）

3. 梅毒饮

配方：Ⅰ号方：土茯苓 30g　龙胆草　车前子　生大黄各 9g　萆薢　柴胡　金银花各 12g　生地黄 20g　生甘草 6g

Ⅱ号方：土茯苓 30g　龙胆草　车前子　生川军　白鲜皮　当归　羌活　僵蚕各 9g　金银花　生地黄各 12g　荆芥　防风各 6g　生甘草 9g

Ⅲ号方：黄芪 60g　白花蛇　白芷　白附子　龟板各 10g　当归 15g　熟地黄　川草乌各 9g　儿茶　全蝎各 6g　生甘草 6g

Ⅳ号方：土茯苓 15g　白鲜皮　苍耳子　补骨脂各 9g　黄芪 15g　当归　金银花各 6g　太子参 6g（单炖）　生甘草 10g

制法：汤剂。

功效主治：Ⅰ号方：清热凉血，祛湿解毒。主治梅毒（下疳疮证，Ⅰ期）；Ⅱ号方：清血解毒，除湿祛风。主治梅毒（杨梅痘证，Ⅱ期）；Ⅲ号方：扶正祛邪，补气解毒。主治梅毒（杨梅痈证，Ⅲ期）；Ⅳ号方：补气益气，解毒祛邪。主治梅毒（猢狲疳证，先天梅毒）。

用法：每日 1 剂，15 天为 1 个疗程。

（《现代名医证治丛书·皮科临证心要》）

4. 生疱饮

配方：Ⅰ号方：肥知母　炒黄柏　丹皮　山萸肉　泽泻　赤茯苓各 10g　黄芩　枸杞子　黄芪　琥珀各 9g

Ⅱ号方：龙胆草　焦栀子　木通各 6g　当归　生地黄　柴胡　泽泻各 9g　车前子 15g　炒黄连　胡黄连各 3g　青皮 3g

制法：汤剂。

功效主治：Ⅰ号方：清热化湿，滋养肝肾。主治生殖器疱疹（湿热证，早期）；Ⅱ号方：清热祛火，清肝解毒。主治生殖器疱疹（肝火证，晚期）。

用法：每日 1 剂，每日 2 次，15 天为 1 个疗程，休息 3 天，再服下个疗程，共治 3~4 个疗程。

（《现代名医证治丛书·皮科临证心要》）

第二节　职业性皮肤病

1. 田地汤

配方：升麻9g　生石膏30g　连翘　牛蒡子　黄连　知母　玄参各9g　黄柏　苦参　三棱　白蒺藜各6g

制法：汤剂。

功效主治：清营凉血，泄热解毒。主治稻田皮炎（水溃疮）、菜田皮炎（草毒疮）、麦田皮炎（麦疥疮）等。

用法：每日1剂，1周为1个疗程。

（《中医皮肤科临床手册》）

2. 农药皮炎汤

配方：升麻9g　生石膏15g　黄连6g　牛蒡子9g　生甘草10g　生栀子9g　玄参9g　知母9g　连翘9g　竹叶15g　黄柏9g

制法：汤剂。

功效主治：清热解毒。主治农药皮炎（农药咬）、化肥皮炎等。

用法：每日2次，7天为1个疗程。

（《中医皮肤科临床手册》）

3. 化妆性皮炎汤

配方：Ⅰ号方：龙胆草　黄芩各10g　白茅根　车前草各30g　生地黄　蒲公英　大青叶各15g　甘草10g

Ⅱ号方：枇杷叶　桑白皮各15g　党参　甘草　黄连　黄柏各9g　白茅根　生槐花　苦参各9g

Ⅲ号方：柴胡　茯苓　当归　芍药　白术各9g　薄荷6g　煨姜3片　甘草3g

制法：汤剂。

功效主治：Ⅰ号方：清热祛湿，祛风止痒。主治化妆性皮炎（湿热证，皮炎型）；Ⅱ号方：清肺利气，益胃清热。主治化妆性皮炎（肺热证，粉刺型）；Ⅲ

号方：滋补肝肾，活血化瘀。主治化妆性皮炎（肝肾证，色素沉着型）。以上证治原则，也适用于油彩性皮炎、激素性皮炎、工业性皮炎等。

（《中医皮肤科临床手册》）

第三节　麻风病

1. 虫毒汤

配方：苦参　苍耳子　蛇床子　夏枯草各15g　鸡血藤30g　丹参20g　红花　三棱　莪术　伸筋草各9g　黄芪12g　大枫子3g　天麻9g　生甘草3g

制法：汤剂。

功效主治：解毒杀虫，祛风利湿。主治麻风病（虫毒实证，结核样型麻风）。

用法：每日1剂，30天为1个疗程。

（《皮肤病五十年临证笔录》）

2. 毒淫汤

配方：党参　玄参各15g　石斛　苦参　苍耳子　大枫子　赤芍　丹参　鸡血藤各9g　炙甘草3g

制法：汤剂。

功效主治：扶正祛邪，解毒活血。主治麻风病（毒淫虚证，瘤型麻风）。

用法：每日1剂，30天为1个疗程。

（《皮肤病五十年临证笔录》）

3. 夹杂汤

配方：黄芪　黄精　苦参　苍耳子　大枫子各15g　党参　沙参　当归各10g　白花蛇舌草　乌梢蛇各10g　鸡血藤20g　丹参20g

制法：汤剂。

功效主治：扶正祛邪，祛风解毒。主治麻风病（虚实夹杂证，未定类及界线类）。

用法：每日1剂，30天为1个疗程。

（《皮肤病五十年临证笔录》）

第三篇 进 展 篇

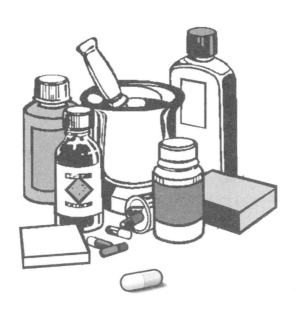

第一章　皮肤病内治线路图

皮肤病位于人体体表，所以各种皮损是辨证的主要依据。中医从病人整体出发，根据望闻问切之所得，采用病因归类，分析综合，得出辨病辨证，即明确病名及证类（如湿疹－湿热证；荨麻疹－风寒证等）。病名以西医病名为准（或附中医病名），化验检查、实验检查应在诊断前作为参考，此证类（证型）相当于"综合征"，如风症、热症、寒症、湿症、燥症、虚症、麻症、虫症等。

辨病辨证后应审因论治，分清标本，治病求本。一般治疗原则简称治则，即内治法：

1. 祛风散寒法　适用于风寒证。可选用麻黄汤、桂枝汤。药物可选用麻黄、桂枝、荆芥、防风、制川乌、炮姜、白鲜皮等。

2. 祛风清热法　适用于风热证。可选用消风散、银翘散。药物可选用栀子、黄菊花、金银花、连翘、桑叶、薄荷、牛蒡子等。

3. 清热利湿法　适用于湿热证、暑热证。多选用龙胆泻肝汤、萆薢渗湿汤。药物可选用黄柏、栀子、蒲公英、茵陈、地骨皮、车前草、萆薢、生薏苡仁、土茯苓等。

4. 凉血解毒法　适用于血热证。可选用化斑解毒汤、犀角地黄汤。药物可选用黄柏、黄芩、栀子、紫草、蒲公英、板蓝根、鲜生地黄、丹皮、赤芍等。

5. 活血化瘀法　适用于气滞血瘀证。可选用桃红四物汤、血府逐瘀汤。药物可选用丹参、当归、桃仁、红花、赤芍、川芎、莪术、三棱等。

6. 化痰软坚法　适用于痰凝证。可选用香贝养营汤、二陈汤。药物可选用贝母、海藻、夏枯草、昆布、半夏、陈皮、白芥子等。

7. 清热养阴法　适用于阴虚内热证，可选用知柏八味丸、大补阴丸。药物可选用白花蛇舌草、生地黄、玄参、麦冬、知母、龟板、鳖甲、黄柏、枸杞子等。

8. 养血润燥法　适用于血虚风燥证。可选用四物汤。药物可选用熟地黄、生地黄、川芎、当归、白芍、赤芍、女贞子、小胡麻、鸡血藤等。

9. 健脾利湿法　适用于脾虚湿阻证，可选用除湿胃苓汤、参苓白术散。药物可选用白术、党参、茯苓、猪苓、萆薢、怀山药、白鲜皮、白扁豆、薏苡仁等。

10. 养阴生津法　适用于阴伤胃败证。可选用益胃汤、增液汤。药物可选用天花粉、麦冬、鲜生地黄、鲜沙参、鲜石斛、玄参、玉竹等。

11. 温阳通络法　适用于寒湿阻络证。可选用阳和汤、独活寄生汤。药物可选用鹿角胶、红花、羌活、制川乌、独活、牛膝、桂枝、络石藤、桑枝等。

12. 清热解毒法　适用于热毒证。可选用五味消毒饮、黄连解毒汤。药物可选用黄柏、黄芩、黄连、栀子、金银花、紫花地丁、蒲公英、石膏、生地黄等。

13. 补益肝肾法　适用于肝肾不足证。可选用左归丸。药物可选用杜仲、枸杞子、龟板、肉苁蓉、巴戟天、锁阳、女贞子、首乌、山萸肉、菟丝子、当归、旱莲草等。

14. 补益气血法　适用于气血两亏证。可选用当归补血汤、八珍汤。药物可选用党参、黄芪、白术、茯苓、丹参、甘草、白芍、川芎、熟地黄等。

在此首先要学会和掌握皮肤病的皮损、辨"症"与辨"证"之间的关系。"证随症变"，才能做到"治随证变"。"证"与"症"的关系有两点：①证与症的相应关系，如丘疹、红斑、斑丘疹等症状，都属热证；如腐烂、破溃、渗液等症状，都属湿证，也称同质关系。②证与症的变化关系，如破溃变成了溃疡，渗液变成了脓汁，就属湿热证了；皮干粗糙变为搔痕血痂剧痒，就属风盛血虚证了，也称异质关系。比如症状是苹果、证型就是苹果树，无论是大小苹果，青、红苹果都属苹果树，即认果定树。反之，果子又像苹果又像梨子，都属梨苹果树。因此果实（症状）变了，果树（证型）也相应变了，正如图 1 所示。另外也必须注意中医学的基本特点是"整体观"和"辨证论治"，症状变化与证型转换的因果关系也是临床必须探研的，一般情况下，证型是症状发生的"因"，而症状表现则是证型导致的"果"。

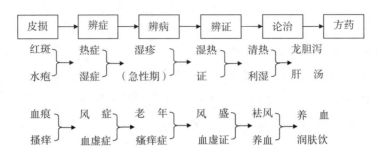

图 1　辨症与辨证关系图解

从图 1 可知，辨症是辨证的基础，辨证的关健在于辨症，也可以说是证型与症状的关系，说来轻巧容易，要真正辨识其中的奥妙，还必须学好中医理论和临床实践，方能真正做到辨证论治。

以上阐述，均为笔者五十年的临床心悟，现以图 2 表示，仅供参考。

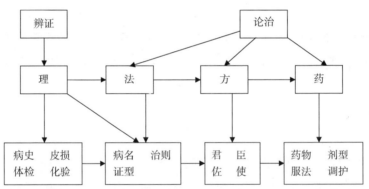

图 2　皮肤病内治线路图

经辨病与辨证之后，就要确定治则（治法）。古代辨证以寒热虚实表里阴阳八字统之，而论治又以汗和下消吐清温补八法尽之。而现代中医的发展，将辨病与辨证加以统一，而方剂是在治则（治法）指导下，按照组方原则配伍而成的药物有序组合，即"法随证立"，"方从法出"。古代组方有原则，即君臣佐使，君药是起主要防治作用的药物；臣药是辅助君药加强防治作用的药物；佐药是协助君臣药加强防治作用的药物；使药是引经药或调和药。例如麻黄汤中：麻黄为君药，桂枝为臣药，杏仁为佐药，甘草为使药。当然中医的发展，在临床上也需以临床为主，正如古典云："药有个性之专长，方有合群之妙用。"方剂也要根据病情的需要有所变化，尤其在药味加减、药量增减、剂型变更上的变化，更应灵活掌握。

由此可知，中药内用的线路就是理、法、方、药。"理"就是医理，将皮肤科病人的症状经四诊分析辨明病因病机，并作出皮病的诊断（病名）及证型；"法"即立法，即治法原则；"方"即方剂，是根据治法（治则）选用古方或现方作为参考；"药"即药物，组成临床处方。例如辨症：下肢起疹，糜烂渗出，灼痒，5 天→辨证：急性湿疹（湿热证）→治法：清热利湿→处方：清热除湿汤→开药：龙胆草、黄芩各 10g、生地黄 15g、白茅根、车前草、生石膏各 30g、六一散 30g（布包）、大青叶 15g、甘草 3g。其中龙胆草清肝胆湿热为君药，黄芩、白茅根、生地黄清热凉血为臣药，车前草、六一散利湿清热为佐药，生石膏、大青叶、甘草清热调和为使药。

第二章 门诊中药内用处方秘诀

皮肤病中药内用方剂，一般分为五大类：第一类古典方剂（如龙胆泻肝汤等），第二类名家方剂（如赵炳楠、朱仁康等名家方剂），第三类新研方剂（中医药大学附院及省级中医院所研发的制剂等），第四类成药制剂（如雷公藤多苷片、丹参酮胶囊等），第五类即"随证制剂"，这里将根据病情需要，重点介绍"随证制剂"。

一、辨证方

（一）治疗原则

应遵守辨证施治原则，选择适当药物，简单剂型，并加指导。

（二）药物选择

常用药物如下：

祛风药：金银花、连翘、薄荷、浮萍、荆芥、防风、麻黄、生姜、乌梢蛇、蝉蜕、牛蒡子、苦参、蒺藜、白鲜皮、何首乌、僵蚕等；

利湿药：茯苓、泽泻、猪苓、车前子、白术、苍术、竹叶、木通、生薏苡仁、黄柏、桑枝、草薢、茵陈、瞿麦、萹蓄、牛膝、赤小豆、地肤子、冬瓜皮、灯心草等；

清热药：蒲公英、紫花地丁、金银花、野菊花、草河车、黄柏、黄芩、马齿苋、板蓝根、四季青、龙胆草、重楼等；

养血药：熟地黄、当归、白芍、丹参、鸡血藤、何首乌、麦冬、玉竹、黄芪、党参、茯苓、山药、大枣、阿胶、龙眼肉等；

化瘀药：红花、桃仁、川芎、莪术、当归、丹参、香附、赤芍、延胡索、大枣、三棱、鸡血藤、田七、牛膝、郁金等；

杀虫药：荆芥、防风、黄精、百部、苦参、蛇床子、黄连、黄芩、龙胆草等；

去脂药：山楂、透骨草、羊蹄根、茶树根、虎杖、侧柏叶、绿茶等；

生发药：丹参、党参、人参、黄芪、枸杞子、当归、桑白皮、何首乌、黑芝麻、核桃仁、黑米、灵芝、冬虫夏草等。

（三）应用举例

【案例1】急性湿疹（渗出期，湿热证）

处方治则：清热利湿。蒲公英、紫花地丁、黄芩各15g（清热药），茯苓、泽泻、生薏苡仁各10g（利湿药），3剂，煎汤后分2次饮服。

【案例2】慢性湿疹（苔藓期，血虚风燥证）

处方治则：养血祛风。熟地黄、当归、鸡血藤各15g（养血药），荆芥、防风、苦参各10g（祛风药），3剂，煎汤后分2次饮服。

【案例3】斑秃（进行期，血虚脱毛证）

处方治则：养血生发。何首乌、白芍、山药各15g（养血药），黄芪、当归、丹参各10g（生发药），3剂，煎汤后分2次饮服。

【案例4】结节性痒疹（慢性期，络滞风痒证）

处方治则：化瘀祛风。当归、赤芍、牛膝各15g（化瘀药），连翘、乌梢蛇、蒺藜各10g（祛风药），3剂，煎汤后分2次饮服。

【案例5】急性荨麻疹（急性期，血热风盛证）

处方治则：祛风清热。荆芥、防风各10g、蝉蜕4.5g、金银花15g、蒺藜12g、连翘9g（祛风药），野菊花6g、四季青、黄柏各9g（清热药），生甘草2g（和中），3剂，煎汤后分2次口服。

【案例6】慢性荨麻疹（慢性期，血虚风燥证）

处方治则：调补气血，祛风止痒。黄芪、党参、当归、何首乌各10g（补血药），荆芥、防风、蒺藜、浮萍各10g（祛风药），炙甘草3g（和中），3剂，煎汤后分2次口服。

【案例7】手癣伴湿疹（慢性期，风湿证）

处方治则：祛风利湿。白鲜皮、苦参、牛蒡子各10g（祛风药），茯苓、泽泻、地肤子各10g（利湿药），炙甘草4g（和中），3剂，煎汤后分2次饮服。

【案例8】冻疮（肿痒期，寒湿阻络证）

处方治则：活血通络。当归、白芍、丹参、鸡血藤、黄芪、党参、大枣各10g（养血药），赤芍10g、大枣5枚（化瘀药），3剂，煎汤后分2次饮服。

二、草药方

（一）治疗意义

俗语："单方治大病"，这里的单药即一味中草药，常能治疗一些皮肤病，但必须是科学的、无毒的、有效的药物，方能应用。

（二）应用举例

【案例1】皮肤瘙痒症（风痒证）

处方治则：祛风止痒。乌梢蛇研粉，加适量赋形剂，轧片，每片含生药0.3g，瓶装，成人每日2~3次，每次5片，温开水送下。

【案例2】银屑病（血热风燥证）

处方治则：祛风潜镇。地龙研粉，加适量赋形剂，轧片，每片含生药0.3g。每日2~3次，每次5片，温开水送服。

【案例3】慢性湿疹（血虚风燥证）

处方治则：养血祛风，润燥止痒。当归研粉，加适量赋形剂，轧片，每片含生药0.3g。每日2~3次，每次5片，温开水送服。

【案例4】白癜风（风湿热证）

处方治则：祛风除湿。苍耳草5000g，洗净碎，加40kg水煮3小时后过滤去渣，浓缩成膏，每30g草药浓缩成9g，再加入等量蜂蜜，混匀贮存备用。每日2次，每次5~15g，温开水冲服。

三、协定方

（一）治疗意义

根据各地病种分布情况以及各医师临床经验，可制定协定处方（院、科），可利用电脑存储，只需打出"制剂名称、剂数"即可传至中药房（中草药房或颗粒剂免煎药房），可缩短时间，方便病人。

（二）应用举例

【案例1】慢性湿疹（脾虚血燥证）

处方治则：健脾燥湿，养血润肤。Ⅰ号方（慢性湿疹汤）：茯苓、白术、当归、丹参各10g，鸡血藤、生地黄各15g，赤芍20g，陈皮6g，甘草3g，3剂，每日1剂，煎汤后分2次口服。

【案例2】慢性荨麻疹（气血两虚证）

处方治则：调理气血，养心安神。Ⅱ号方（慢性荨麻疹汤）：生黄芪、潞党参、炒白术、全当归、荆芥、防风各9g，大生地黄18g、何首乌12g、刺蒺藜15g、珍珠母30g、五味子9g、朱茯神6g、酸枣仁3g，3剂，每日1剂，煎汤后分2次口服。

【案例3】寻常型银屑病（缓解期，血燥证）

处方治则：清热养血，滋阴润燥。Ⅲ号方（银屑病慢性汤）：桔梗、山豆根各4g、甘草3g、连翘、丹皮各6g，玄参、麦冬各9g，金银花、白鲜皮、生地黄各12g，蒲公英、黄芪、当归、茯苓各9g，3剂，每日1剂，煎汤后分2次饮服。

【案例4】白癜风（慢性期，气血不和证）

处方治则：调和气血，疏散风邪。Ⅳ号方（祛白斑汤）：何首乌藤25g、鸡血藤15g、防风10g、苍术12g、桔梗6g、旱莲草15g、当归10g、白芍10g、桂枝3g，3剂，每日1剂，煎汤后分2次饮服。

【案例5】黄褐斑（晚期型，阴虚血滞证）

处方治则：补益脾肾，活血化瘀。Ⅴ号方（祛色斑汤）：附子9g、桂枝6g、熟地黄、山药各12g，山茱萸、丹皮各9g，胡芦巴12g、泽泻15g、莪术9g、炙甘草3g，3剂，每日1剂，煎汤后分2次饮服。

【案例6】带状疱疹（后遗神经痛，血瘀证）

处方治则：活血定痛。Ⅵ号方（带疹镇痛汤）：秦艽10g、细辛1g、乌梢蛇15g、全虫10g、郁金10g、川芎10g、丹参30g、当归9g、没药6g、延胡索9g、柴胡6g、生甘草9g，3剂，每日1剂，煎汤后分2次饮服。

【案例7】扁平疣（慢性期，血虚肝风证）

处方治则：养血平肝，软坚散结。Ⅶ号方（扁平瘊灵汤）：珍珠母、生牡蛎、灵磁石各 30g，当归、白芍、王不留行、穿山甲、百部、旱莲草各 9g，钩藤 12、蒲公英 15g、黄芪、当归、丹参各 9g，3 剂，每日 1 剂，煎汤后分 2 次饮服。

【案例 8】 女性颜面再发性皮炎（复发型，脾胃湿热证）

处方治则：清涤胃肠，清热疏风。Ⅷ号方（护颜康宁汤）：苦参 6g、全蝎 1g、皂角刺 9g、猪牙皂角 5g、荆芥穗 3g、金银花 15g、白鲜皮 12g、黄芩 9g、防风 6g、蝉蜕 3g，3 剂，每日 1 剂，煎汤后分 2 次饮服。

【案例 9】 全身性瘙痒症（晚期苔藓型，肝肾亏损证）

处方治则：滋养肝肾。Ⅸ号方（瘙痒康灵汤）：干地黄、枸杞子、炒白术、当归、茯苓、肉苁蓉、炒杜仲各 9g，何首乌 10g，山茱萸、钩藤各 10g，黄柏、知母、山药各 6g，3 剂，每日 1 剂，煎汤后分 2 次饮服。

【案例 10】 鱼鳞病（重度型，血瘀风燥证）

处方治则：养血祛风，化瘀润燥。Ｘ号方（治鳞润肤汤）：麻黄 20g、桂枝 15g、杏仁 10g、水蛭 6g、玄参 50g、天冬 40g、桑叶 25g、甲珠 15g、地龙 10g、虻虫 6g、大黄 3g、龙衣（蛇蜕）10g、蝉蜕 6g，3 剂，每日 1 剂，煎汤后分 2 次饮服。

初步讨论：①以上是将笔者半个多世纪的临床经验作简单介绍，仅供参考。②本疗法必须做到诊断正确，用药确切，才能正确使用。③本技巧有一定的时空性、局限性、灵活性，因此医者必须以临床为主，方能积累经验，不断提高诊疗水平。

第三章　皮肤病
"三难三美三重"的证治

第一节　三种难治性皮肤病

一、银屑病（白疕、松皮癣、牛皮癣）

1. 血热风燥证　治宜清热解毒。克银一方：土茯苓30g、忍冬藤、重楼、白鲜皮、板蓝根各15g，山豆根、威灵仙各10g，生甘草6g。每日1剂，早晚水煎各服1次。

2. 血虚风燥证　治宜滋阴养血润燥，清热解毒。克银二方：生地黄30g、丹参、玄参、大青叶、白鲜皮、重楼各15g，山豆根、火麻仁、连翘各10g。每日1剂，早晚水煎各服1次。

[朱仁康. 中医杂志，1985，26（1）：23.]

二、荨麻疹（瘾疹）

1. 风热型（多见于急性荨麻疹）　治宜辛凉解表，疏风止痒。方药：荆芥6g、防风6g、金银花12g、牛蒡子9g、丹皮6g、生地黄9g、薄荷4.5g、黄芩9g、蝉蜕3g、生甘草3g。水煎饮服。

2. 风寒型（多见于慢性荨麻疹）　治宜辛温解表，疏风止痒。方药：麻黄3g、苦杏仁4.5g、干姜皮3g、防风6g、浮萍4.5g、白鲜皮15g、荆芥6g、蝉蜕4.5g、陈皮6g、丹皮9g、生甘草6g。水煎饮服。

3. 湿热受风型（多见于急性荨麻疹）　治宜表里双解。方药：防风9g、金银花15g、地肤子18g、荆芥9g、大黄4.5g、厚朴9g、茯苓9g、赤芍18g、何首乌15g、防风9g、生黄芪15g、荆芥9g、蒺藜15g、麻黄9g。水煎饮服。

4. 血虚受风型（多见于慢性荨麻疹） 治宜益气养血，疏散风邪。方药：生地黄30g、当归15g、赤芍18g、何首乌15g、防风9g、生黄芪15g、荆芥9g、蒺藜15g、麻黄9g。水煎饮服。

（赵炳南．赵炳南临床经验集．北京：人民卫生出版社，1975.）

三、湿疹（浸淫疮）

1. 湿热并重证 治宜清热除湿。清热除湿汤：生石膏、生地黄、马齿苋各30g，龙胆草、黄芩、栀子、车前草各10g，冬瓜皮15g。水煎饮服。

2. 脾虚湿盛证 治宜健脾利湿。健脾除湿汤：白术、茯苓、枳壳、粉草薢、黄柏各10g，苦参、车前子、泽泻各15g，薏苡仁、白鲜皮各30g。水煎饮服。

3. 血虚风燥证 治宜养血润肤，祛风止痒。养血润肤汤：何首乌藤、鸡血藤、白鲜皮各30g，丹皮、猪苓、赤芍、白芍、生地黄、熟地黄、茯苓各15g，当归、川芎、白术、苦参各10g，引经药：上肢加姜黄，下肢加木瓜、牛膝，阴部加龙胆草，头部加菊花）。水煎饮服。

4. 胃肠积热证 治宜健脾消导为主，清热除湿，祛风止痒为辅（小儿湿疹时少用苦寒泄泻及滋补厚腻之品）。健脾消积汤：白术、鸡内金、枳壳、焦槟榔、炒莱菔子各6g，焦三仙15g、白鲜皮、马齿苋、薏苡仁、黄芩各10g。水煎饮服。

［张志礼．中医杂志，1999，40（2）：83］

第二节　三种美容性皮肤病

一、痤疮（肺风粉刺）

1. 肺胃湿热，风盛毒邪型 治宜疏风痰火，解毒化湿。消痤汤Ⅰ号：桑白皮20g、生地黄、白花蛇舌草各30g，白鲜皮、土茯苓、苦参、枇杷叶各15g，黄芩、川白芷、牛蒡子、甘草各10g。水煎饮服。

2. 痰火郁结，湿毒内蕴型 治宜活血化瘀，软坚散结。消痤汤Ⅱ号：生牡蛎（先煎）30g、夏枯草25g、浙贝母15g、半夏10g、皂角刺10g、制山甲7g、莪术 10g、丹参 20g、蜈蚣 2 条、桃仁 10g、漏芦 10g，水煎饮服。

（周鸣岐．周鸣岐疑难病临证精华．大连：大连出版社，1994.）

二、白癜风（白驳风）

1. 血热风热证　治宜凉血活血，清热祛风。凉血地黄汤：生地黄 30g、川芎、桃仁泥、黄芪、地榆、荆芥、防风、白鲜皮、地肤子、乌梢蛇各 9g、生甘草 3g，水煎，每日一剂，分 2 次服用。巩固疗效可用当归片、乌梢蛇片，每次各 5 片，每日 3 次。

2. 肝肾不足证　治宜补益肝肾，养血祛风。二仙四物汤：生地黄、熟地黄各 15g，当归、赤芍、白芍、山茱萸、仙茅、枸杞子、仙灵脾、川芎、桂枝、刺蒺藜、白鲜皮、防风、炙地龙、桃仁各 9g，生甘草 3g。水煎，每日 1 剂，早晚分服。巩固疗效内服肉苁蓉片、地龙片，各 5 片，每日 3 次。

[马绍尧．中医杂志，1993，34（3）：176]

三、脂溢性脱发（蛀发癣、发蛀脱发）

1. 湿热内蕴证（油性脂溢型）　治以清热，利湿解毒。生发I号合剂：茵陈、蒲公英各 150g，野菊花、天葵子、栀子各 100g，紫花地丁、绞股蓝、金银花各 200g，生大黄 60g，蔗糖 30g，制成含量 1000ml。口服，每次 50ml，每日 2 次。

2. 血虚风燥证（干性脂溢型）　治以养血润燥，祛风止痒。生发II号合剂：荆芥、刺蒺藜、黄芪、川芎、白芍、甘草、防风各 100g，当归、制何首乌、熟地黄各 150g，绞股蓝 200g，蔗糖 25g，制成含量 1000ml。口服，每次 50ml，每日 2 次。

[傅丽珍．浙江中医杂志，1998，33（4）：166]

第三节　三种严重性皮肤病

一、药物性皮炎（中药毒、风毒肿）

治宜凉营清热，清解药毒。皮炎汤（犀角地黄汤与白虎汤化裁组成）：生地黄 30g、丹皮 10g、赤芍 10g、知母 10g（或黄芩 10g）、生石膏 30g、竹叶 10g、金银花 10g、连翘 10g、生甘草 6g，水煎服，每日 1 剂。

[中医杂志，1980，21（5）：34]

二、系统性红斑狼疮（温毒发斑、马缨丹）

1. 风毒痹阻，络热血瘀型　秦艽丸加减：秦艽 10g、枸骨叶 10g、漏芦 10g、白薇 12g、生地黄 12g、地龙 10g、乌梢蛇 10g、青风藤 15g、凌霄花 10g、商陆根 9g。水煎服。

2. 血分毒热，气阴耗伤型　清骨散加减：青蒿 15～30g（后下）、白薇 15g、银柴胡 10g、炙鳖甲 15g（先煎）、葎草 30g、知母 10g、丹皮、生地黄各 15g，炒常山 6g、雷公藤 10g、太子参 15g、白芍 12g，水煎服。

3. 肝肾阴虚，风毒留恋型　狼疮肝肾方：枸骨叶 10～15g、生地黄 12～15g、制黄精 10g、制首乌 10g、枸杞子 10g、川石斛 12g、秦艽 10g、漏芦 10g、紫草 6g、乌梢蛇 10g，炙僵蚕 10g、白薇 10g、凌霄花 10g，水煎服。

4. 脾肾两虚，血瘀水停型　狼疮脾肾方：太子参 10g、生黄芪 20g、仙灵脾 10g、附子 5g、生地黄 12g、制黄精 10g、雷公藤 15g、木防己 10g，天仙藤 12g、泽兰、泽泻各 10g，商陆 9g、露蜂房 10g，水煎服。

[中医杂志，1997，38（11）：658.]

三、天疱疮（浸淫疮）

1. 心脾炽热证（发作期）　清热利湿，凉血解毒。清脾除湿饮化裁：黄连 3g、黄芩 9g、生栀子 9g、连翘 9g、生大黄 6g、吴茱萸 0.5g、白术 9g、夏枯草 15g、茯苓 9g、炒谷芽 9g、鸡内金 6g，水煎服。

2. 胃阴不足证（稳定期）　清热解毒，养阴增液。益胃汤化裁：生地黄 15g、玄参 9g、麦冬 9g、玉竹 15g、佛手 3g、生甘草 3g，水煎服。

3. 气阴两伤证（慢性期）　益气养阴，清除余毒。解毒养阴汤化裁：南沙参、北沙参各 10g、耳环石斛 6g、黑玄参 30g、佛手参 30g、二冬（麦冬、天冬）各 18g、玉竹 15g、黄芪 15g、丹参 15g、金银花 15g、蒲公英 15g、西洋参 3g（另水煎服），水煎服。

（皮肤病五十年临证笔录. 北京：人民卫生出版社，2014.）

第四章　回望医典创新精品

第一节　中药内用制剂飞速发展

解放以来，特别是改革开放以来，我国中医药事业获得了巨大的成绩。毛主席曾指出："应当积极地预防和医治人民的疾病，推广人民的医药卫生事业。"而皮肤科中药内用制剂也同样得到了飞速的发展。

一、在免疫领域中的新发展

"免疫"早在我国古代《免疫类方》中就有提出，意思是免除疫病的危害，以后更有许多理论及实践成果。现代研究表明扶正祛邪有免疫调节作用。单味药雷公藤、黄芪、青蒿、人参、何首乌、白术、紫河车等对结缔组织疾病（红斑狼疮、皮肤炎、硬皮病等）有明显的疗效，复方制剂四君子汤（补气）、四物汤（补血）、六味地黄丸（补阴）、参附汤（补阳）四种滋补方都有提高免疫功能的作用。因此扶正祛邪是中医皮肤病的重要治则。如补益气血方剂有免疫增强作用，调和阴阳方剂有免疫调节作用，清热利湿方剂有消炎脱敏作用，化瘀消散方剂有免疫抑制作用。因此皮肤病中药内用制剂是一个极大的研究课题。

二、在抗变态反应领域中的新发展

自古以来，中药内用制剂治疗这类疾患均有佳效，如湿疹、皮炎、药疹、荨麻疹等多种变态反应性皮肤病；现代研究发现对红斑性狼疮、皮肌炎、硬皮病、混合性结缔组织疾患等自身免疫性疾病（即自身变态反应）也有佳效。单味药中的苦参（苦参总碱），徐长卿（丹皮酚），艾叶油（挥发油），黄芩（黄芩苷元），地龙（琥珀酸），甘草（甘草甜素）均有较强的抗变态反应功能，复方制剂中的龙胆泻肝汤、麻杏石甘汤、马齿苋合剂（马齿苋、龙胆草、黄柏、苦参、红花、蛇床子、大黄、生甘草），过敏煎（乌梅、防风、柴胡、五味子、甘草）等对荨麻疹、湿疹等均有显效，且实验与临床指标均已证实。其中对变态反应 I 型有效的为小青龙汤、十味败毒散等；Ⅱ型有效的为抗敏合剂（黄芩、丹皮、桂枝、甘草、丹参、冬虫夏草、黄芪等）；Ⅲ型有效的为益肾汤、雷公藤、丹皮、黑蔓等；Ⅳ型有效的为雷公藤、昆明山海棠、灵芝、柴朴汤等。抗变态反应的中草药多属清热解毒、祛风除湿、活血化瘀类。如湿疹皮炎多属湿证，荨麻疹多属风证，因此治疗这类疾病常选用具有清热除湿作用的苦寒药，及具有祛风和芳香化湿的辛味药。由上述可知中药对抑制细胞免疫及体液免疫均有极佳的效果，值得进一步探讨。

三、在活血化瘀领域中的新发展

活血化瘀是中医治疗皮肤病血瘀证的一个重要治则。"血瘀"在我国《金匮要略》、《证治准绳》、《血证论》等古典中早有详记。其中单味药有川芎、丹参、黄芪、红花、积雪草、红藤、益母草、当归、莪术、桃仁等；复方有四君子汤、四物汤、八珍汤、桃红四物汤、当归芍药散等，都有很好的活血化瘀作用。

1. 疼痛类皮病　如带状疱疹（气滞血瘀证），采用活血散瘀汤（鸡血藤 15g、鬼箭羽 15g、红花 10g、桃仁 10g、延胡索 10g、川楝子 10g、木香 10g、陈皮 10g、全丝瓜 10g、金银花藤 15g，水煎服）；红斑性肢痛症（风热痹证），采用罩捞藤治疗；结节性血管炎（血阻痰结证），采用活血散结汤（青黛 6g、穿心莲 9g、牛黄2g、白及 10g、丹参 30g、郁金 12g、鸡血藤 12g、黄柏 9g、牛膝 1g、生薏苡仁 30g、苍术 12g，水煎服）；另有变应性血管炎、Sweet 综合征、股外侧皮神经炎等。

2. 增生类皮病　如扁平疣（热毒蕴结证），采用蓝酱去疣汤（板蓝根 30g、败酱草 30g、香附 12g、木贼草 10g、牡蛎 30g、生薏苡仁 30g，水煎服）；结节性脂膜炎（气血失和证），采用血瘀汤（天仙藤 15g、何首乌藤 15g、勾藤 10g、南沙参、北沙参各 30g、石斛 10g、厚朴 10g、丹参 15g、赤芍 10g、川军（大黄）10g、连翘 10g、大青叶 10g、金银花 10g，水煎服），其他如溃疡性黑色素瘤、硬结性红斑等。

3. 血管类皮病　如紫癜病、静脉血栓栓塞症等均有疗效。活血化瘀的研究，正在通过多学科（生理学、生化学、病理学、药理学、免疫学等）共同研究，需达到分子生物水平，方能取得突破。

总之，如毛主席所说："把中医中药的知识和西医西药的知识结合起来，创造中国统一的新医学新药学。"我们作为中医医务人员，要为人类做出更大的贡献。

第二节　培养人才百年大计

中药内用制剂是中医学的一个重要组成部分，我国皮肤病中药内用制剂要想圆梦中华，走向世界，必须要培养皮肤科高级中医学人才。笔者根据五十多年的中医教研经验，提出如下思路和方法，希望能促进中医皮肤科的深入持久发展。

一、打牢基础

1. 学习基本理论　如古文、经典、外语等。学好古文，方能读懂和理解古典医学，如《灵枢·痈疽》《金匮要略》《鬼遗方》《诸病源候论》《千金方》《圣济总录》《卫济宝书》《外科精义》《薛氏医案》《外科理例》《外科启玄》《疡医证治准绳》《外科正宗》《疡科选粹》《外科大成》《洞天奥旨》《医宗金鉴·外科心法要诀》《外科证治全生集》《疡科心得集》《外科真诠》等，还有专著：《外科图说》《集验背疽方》《霉疮秘录》《外证医案汇编》等。而学好外语，既可以了解国际皮肤病的研究发展动态，也可将我国的成果翻译介绍到国外，加强国际交流，共同提高。

2. 学习专业理论　如中医皮肤病的病史（部位＋皮损＋自症＋时间等）。中西病名对照，中医对皮肤病的证治路线（辨症→辨证→治则→方剂→药物等）；又如西医皮肤病的病名、症状、实验检查等。并要精读 1～2 本中医皮肤病学及西医皮肤病学；且要读懂皮肤病组织病理学、皮肤病彩色图谱、免疫组织化学、真菌及性病学等；并要常读 1～3 本皮肤科杂志（自订为佳）；要学会读电脑和网上的信息、论文和图谱等，便于查找参考文献，且能熟悉论文信息等。

二、深入临床

1. 做好门诊工作　首先要树立正确的服务态度，做到全心全意为病人服务。古代中医历来重视医德，大医精诚，杏园仁医。病种极多，病历详记，描录皮损，如原发性 8 种（斑疹、血瘀、斑块、风团、结节、水疱、脓疱、囊肿），继发性 8 种（鳞屑、浸渍、糜烂、苔藓、抓痕、痂皮、萎缩、瘢痕）。在望闻问切中做出皮肤病诊断及辨证。特殊病例尚需做病理检查、真菌检查、疥虫检查、抗原检查、化验检查、三大常规、生化免疫等。在施治中应用中药方剂（内用及外用），必要时也应结合西医治疗，在中医治疗中应开展中医美容疗法、针灸疗法、贴敷疗法等 30 余种辅助疗法。下班后一定写"门诊笔记"，因皮肤病病种有2000 余种（常见者 300 多种），查书查资料等杂记，20 年后的"门诊笔记"是一笔丰富的财产。

2. 做好病房工作　皮肤病病房是极重要的培养基地，皮肤病知识具有广阔性（病种繁杂）、复杂性（证型各异）、深奥性（明确病因病机）、困难性（治愈与根治）。常见病种有急性荨麻疹、药疹、急性湿疹、皮炎、带状疱疹、植物日光性皮炎、银屑病、过敏性紫癜等；少见病种有结缔组织疾病（红斑狼疮、皮肌炎、硬皮病等）、疱疹性皮肤病（天疱疮、大疱性表皮松解症，线状 IgA 大疱性皮病等），还有葡萄球菌烫伤样皮肤综合征、寻常狼疮、急性女阴溃疡、皮肤癌等。涉及病理学、微生物学、免疫学、分子生物学、遗传学等，要查阅资料，做到病历齐全。要求条目清楚，分析确切，包括辨证施治、会诊记录、查房记录、出院记录、护理记录等内容要完整。做到电脑打印，装订规范，一份中医皮肤病病历就是一份高水平的医案。

三、抓好科教工作

1. 抓好教学工作　教学工作可以提高业务技能及传授能力。如讲授教材（大学、大专、中专等），举办讲座（科室、医院、市、大区及全国），带教工作（进修生、实习生、护士等），医案讨论（疑难诊断、治疗方案、新药应用等）。

2. 抓好科研工作　这也是皮肤科的基本功，包括选题、设计、对比、标准、讨论等。其中特别要提出的是"医学统计学"一定要学好，科研结论应有统计学证实（如 p 值、t 值等）。这样才能用字幕、电脑、图片等作汇报，并经专家鉴定，上报科研成果。

3. 抓好论著工作　现在有的皮肤科中医师缺乏这方面的动力，应加强论著发表工作。如论文（病例、新制剂、新技术等），专著（中医皮肤病专著、银屑病、白癜风、湿疹诊疗等），可以在国内外期刊或出版社发表，不仅可以加强国内外交流，还能不断提高中医诊疗水平。

4. 抓好协作工作 中医制剂要发展，必须做好三个协作：①各科协作（中医药理学、药效学、毒理学、西医诊疗新技术等）；②各地协作（各省市、各学会等，如统一研究、统一标准等，做到全国一盘棋，每个选题要按计划执行，得出可靠结论）；③医药协作（临床研究制剂，必须有各中西药厂参与，对药剂、剂型、用量等进行测试）如此才能拿出我国新制剂的拳头产品。当然目前我国已有很多产品很受称赞，如雷公藤、丹参酮、黄芪、青黛、黄精、甘草、徐长卿等制剂在临床上很受欢迎。在已发表的3500多篇皮肤病论文中，提示有180余种皮肤病可取得较佳的疗效。因此我们作为皮肤病战线上的中西医工作者，应共同努力，共同创新。

四、走中西医结合道路

1. 研究的基础 学习和掌握好中西医两套理论和技术，发挥中西医各自之长。

2. 研究的路径 辨病与辨证相结合，以西医辨病，中医辨证结合后采取中西结合疗法。

3. 研究的方向 从微观辨证过渡到辨证微观化。这样除病史、皮损、体检外，再结合现代化检测，如电子显微镜、微循环镜、皮肤镜、白介素、抗原等研究，使辨证微观化更加精确全面。

4. 研究的目标 在辨治中也要提高水平。如中药制剂可转向现代化生产，剂型可多样化（冲剂、水剂、针剂等），也可配合外用疗法（中西医外用药）、针灸疗法、中医疗法（喷雾疗法、贴敷疗法、修治疗法、熏蒸疗法等）。还可以配合西医疗法（西药疗法、激光疗法、微波疗法、冷冻疗法等）。例如丹参酮胶囊内服，外搽姜黄去痤搽剂治疗痤疮；润燥止痒胶囊内服，外搽除湿止痒软膏治疗慢性湿疹；复方甘草酸苷片内服，外搽蓝润乳剂治疗颜面激素性皮炎等，均可收到佳效。总之，我们的目的只有一个，医治皮肤病，减少病人痛苦。

"人梯巧搭登攀路，心血勤浇栋梁才。"希望年轻一代的皮肤科医务工作者，继承中医传统，再创中医辉煌，走向世界，为民服务。

主要参考文献

一、中国古代参考书籍

1. 明·张介宾. 景岳全书 [M]. 上海：上海卫生出版社，1956.

2. 明·陈实功. 外科正宗 [M]. 北京：人民卫生出版社，1956.

3. 明·申斗恒. 外科启玄 [M]. 北京：人民卫生出版社，1956.

4. 明·王肯堂. 证治准绳 [M]. 上海：上海卫生出版社，1957.

5. 清·祁坤. 外科大成 [M]. 上海：上海卫生出版社，1957.

6. 清·吴谦. 医宗金鉴·外科心法要诀 [M]. 北京：人民卫生出版社，1956.

7. 唐·王焘. 外台秘要方 [M]. 北京：人民卫生出版社，1965.

8. 唐·孙思邈. 备急千金要方 [M]. 北京：人民卫生出版社，1982.

9. 清·王维德. 外科证治全生集 [M]. 北京：人民卫生出版社，1956.

10. 马王堆汉墓帛书整理小组. 五十二病方 [M]. 北京：文物出版社，1979.

二、中国现代参考书籍

1. 北京中医医院. 赵炳南临床经验集 [M]. 北京：人民卫生出版社，1975.

2. 中医研究院广安门医院. 朱仁康临床经验集 [M]. 北京：人民卫生出版社，1979.

3. 顾伯华. 外科经验选 [M]. 上海：上海人民出版社，1977.

4. 马绍尧. 实用中医皮肤病学 [M]. 上海：上海中医药大学出版社，1995.

5. 赵炳南，张志礼. 简明中医皮肤病学 [M]. 北京：中国展望出版社，1983.

6. 天津市南开医院皮肤科. 中西医结合治疗常见皮肤病 [M]. 天津：天津人民出版社，1976.

7. 朱仁康. 中医外科学 [M]. 北京：人民卫生出版社，1990.

8. 秦万章. 皮肤病研究［M］. 上海：上海科学技术出版社，1990.

9. 马振友. 皮肤科国家基本药物与新特药手册［M］. 西安：世界图书出版公司，2000.

10. 陈可冀，李春生. 中医美容谱精选［M］. 北京：人民卫生出版社，1994.

11. 赵 辨. 中国临床皮肤病学［M］. 南京：江苏科学技术出版社，2010.

12. 吴志华. 皮肤性病学［M］. 广州：广州科技出版社，2008.

13. 刘辅仁. 实用皮肤病学［M］. 北京：人民卫生出版社，2005.

14. 杨国亮，王侠生. 现代皮肤病学［M］. 上海：上海医科大学出版社，1998.

15. 宋兆友. 生理学图表［M］. 北京：高等教育出版社，1959.

16. 宋兆友. 常见皮肤病编［M］. 合肥：安徽人民出版社，1973.

17. 宋兆友. 农村常见皮肤病［M］. 合肥：安徽科学技术出版社，1983.

18. 宋兆友. 中医皮肤科临床手册［M］. 北京：人民卫生出版社，1996.

19. 宋兆友，唐宁枫，宋宁静. 现代皮肤性病学［M］. 北京：中国标准出版社，2000.

20. 宋兆友. 疑难皮肤性病诊疗学［M］. 北京：北京科学技术出版社，2003.

21. 宋兆友. 皮肤病中药外用制剂［M］. 第 2 版. 北京：人民卫生出版社，2005.

22. 宋兆友. 现代名医证治丛书·皮肤科临床心要［M］. 北京：人民卫生出版社，2008.

23. 宋兆友. 皮肤病五十年临床笔录［M］. 北京：人民卫生出版社，2014.

三、国内期刊参考目录

1. 中华皮肤科杂志

2. 国际皮肤性病学杂志

3. 中国皮肤性病学杂志

4. 皮肤病与性病杂志

5. 中国麻风皮肤病杂志

6. 岭南皮肤性病科杂志

7. 中国性病艾滋病防治

8. 中西医结合杂志

9. 中医杂志

10. 临床皮肤科杂志

11. 上海中医药杂志

12. 中国医学文摘皮肤科学

内用制剂索引

（以汉字笔画为序）

七　画

八　画

十一画

皮肤科常用中草药索引

（以汉字笔画为序）